Bhikku Angoth
Harikiran Lingabathula
Narsimhareddy Yellu

Nanomateriais de carbono - uma abordagem da toxicidade

Bhikku Angoth
Harikiran Lingabathula
Narsimhareddy Yellu

Nanomateriais de carbono - uma abordagem da toxicidade

ScienciaScripts

Imprint
Any brand names and product names mentioned in this book are subject to trademark, brand or patent protection and are trademarks or registered trademarks of their respective holders. The use of brand names, product names, common names, trade names, product descriptions etc. even without a particular marking in this work is in no way to be construed to mean that such names may be regarded as unrestricted in respect of trademark and brand protection legislation and could thus be used by anyone.

Cover image: www.ingimage.com

This book is a translation from the original published under ISBN 978-3-330-35137-0.

Publisher:
Sciencia Scripts
is a trademark of
Dodo Books Indian Ocean Ltd. and OmniScriptum S.R.L publishing group

120 High Road, East Finchley, London, N2 9ED, United Kingdom
Str. Armeneasca 28/1, office 1, Chisinau MD-2012, Republic of Moldova, Europe
Printed at: see last page
ISBN: 978-620-7-60712-9

ÍNDICE

Capítulo 1

INTRODUÇÃO

O prefixo "nano", derivado do grego "nanos", que significa "anão", está a tornar-se cada vez mais comum na literatura científica. "Nano" é agora um rótulo popular para grande parte da ciência moderna, e muitas palavras "nano" apareceram recentemente nos dicionários, incluindo: nanómetro, nanoescala, nanociência, nanotecnologia, nanoestrutura, nanotubo, nanofio e nanorrobô. Muitas palavras que ainda não são amplamente reconhecidas são utilizadas em publicações respeitadas, como a Science e a Nature. Entre elas incluem-se nanoelectrónica, nanocristais, nanoválvulas, nanoantenas, nanocavidades, nanoaberturas, nanofibras, nanomagneto, nanoporoso, nanoarranjos, nanolitografia, nanopadronização, nanoencapsulamento, etc. Embora a ideia de nanotecnologia, a produção de objectos à escala nanométrica e a realização de manipulações à escala nanométrica, já exista há bastante tempo, o nascimento do conceito está normalmente associado a um discurso de *Richard Feynman* na reunião de dezembro de 1959 da Sociedade Americana de Física, em que perguntou: "O que aconteceria se pudéssemos dispor os átomos um a um da forma que desejamos?"

Nanómetro: É uma unidade métrica de comprimento e denota um bilionésimo de metro ou 10^{-9} m. Popularmente, 'nano' é também utilizado como adjetivo para descrever objectos, sistemas ou fenómenos com características decorrentes de uma estrutura à escala nanométrica. Enquanto "micro" passou a significar qualquer coisa pequena, "nano" enfatiza a granularidade atómica que produz os fenómenos únicos observados na nanociência. Embora existam alguns exemplos excepcionais, a maior parte das propriedades excitantes do "nano" começam a ser visíveis em sistemas com menos de 1000 nm, ou 1 micrómetro, 1 μm.

Nanomateriais: São materiais que têm componentes estruturais mais pequenos do que 1 micrómetro em pelo menos uma dimensão. Os blocos de construção atómica e molecular (~0,2 nm) da matéria são considerados nanomateriais.

Nanopartículas: São partículas com pelo menos uma dimensão inferior a 1 mícron e potencialmente tão pequenas como as escalas de comprimento atómico e molecular (~0,2 nm). As nanopartículas (NP) podem ter uma forma amorfa ou cristalina e as suas superfícies podem atuar como transportadores de gotículas de líquidos ou gases.

Matéria nanoparticulada: Refere-se a um conjunto de nanopartículas, enfatizando o seu comportamento coletivo.

Nanotecnologia: Pode ser definida como a conceção, síntese e aplicação de materiais e dispositivos cujo tamanho e forma foram projectados à nanoescala. Explora as propriedades químicas, físicas, eléctricas e mecânicas únicas que surgem quando a matéria é estruturada à nanoescala.

Nanotoxicologia: Foi proposta como um novo ramo da toxicologia para abordar os efeitos adversos para a saúde causados pelas nanopartículas (Donaldson *et al.*, 2004). Apesar das sugestões de que a nanotoxicologia deveria abordar apenas os efeitos tóxicos das nanopartículas e estruturas de carbono artificiais (Oberdorster *et al.*, 2005), recomendamos que a nanotoxicologia englobe também os efeitos tóxicos das partículas atmosféricas, bem como os fundamentos da virologia e da bacteriologia. Embora existam diferenças significativas entre os efeitos na saúde das partículas não biológicas e dos vírus e bactérias, existem aspectos comuns significativos de intrusão e translocação.

O que são nanopartículas de carbono?

As nanopartículas de carbono (NPC) são definidas como um conjunto de substâncias em que pelo menos uma dimensão é inferior a aproximadamente 100 nanómetros. Um nanómetro é um milionésimo de milímetro - aproximadamente 100.000 vezes mais pequeno do que o diâmetro de um cabelo humano. Os diâmetros dos nanotubos de carbono de parede simples (SWCNT) são controlados pelas dimensões das NP metálicas a partir das quais são cultivados, que variam entre cerca de 0,7 e 3 nm (Jorio *et al.*, 2001). Os nanotubos de carbono de paredes múltiplas (MWCNT) têm geralmente um diâmetro de 10 a 200 nm (Hou *et al.*, 2003). Os feixes contêm normalmente muitas dezenas de nanotubos e podem ser consideravelmente mais compridos e mais largos do que os nanotubos a partir dos quais são formados. Este facto pode ter consequências toxicológicas importantes. Nanofibra é um objeto com um comprimento superior a 5 μm, uma largura inferior a 3 μm e uma relação comprimento/largura (relação de aspeto) superior a 3:1. De acordo com o paradigma atual da toxicologia das fibras, baseado nas fibras minerais, estas representariam um problema se tivessem um comprimento superior a cerca de 20 μm, um comprimento até agora não avaliado em nenhum dos estudos toxicológicos. Muita da investigação tem-se centrado na criação de dispersões homogéneas de nanotubos de carbono (CNT) em vários solventes. Os CNT estão ligeiramente dispersos em alguns solventes orgânicos, como o diclorobenzeno (9,5 mg/L), o clorofórmio (3,1 mg/L) e o dissulfureto de carbono (2,6 mg/L).

Uma dispersão mais completa é geralmente conseguida por sonicação prolongada, mas as dispersões de CNT tendem a agregar-se com o tempo. Os CNT não são facilmente dispersáveis em água sem a ajuda de moléculas de tensioactivos para esfoliar feixes individuais ou pequenos de nanotubos de agregados maiores, envolvendo-os num revestimento hidrofílico. Os tensioactivos comuns utilizados para este fim são o dodecilbenzenossulfonato de sódio, o Triton X-100, o dodecil sulfato de sódio e o brometo de cetiltrimetilamónio. Os nanomateriais são de interesse porque a esta escala surgem propriedades ópticas, magnéticas, eléctricas e outras únicas. Estas propriedades emergentes têm potencial para grandes impactos na eletrónica, na medicina e noutros domínios.

Propriedades dos nanomateriais de carbono

A. Condutividade eléctrica: Tem havido um interesse prático considerável na condutividade dos nanomateriais de carbono (NCM). Os CNM com combinações específicas de N e M (parâmetros estruturais que indicam o grau de torção do nanotubo) podem ser altamente condutores e, por conseguinte, podem ser considerados metálicos. Foi demonstrado que a sua condutividade é função da sua quiralidade (grau de torção), bem como do seu diâmetro. Os CNM podem ser metálicos ou semicondutores no seu comportamento elétrico.

B. Resistência e elasticidade: Os átomos de carbono de uma única folha de grafite (grafeno) formam uma estrutura planar em favo de mel, em que cada átomo está ligado por uma forte ligação química a três átomos vizinhos. Devido a estas ligações fortes, o módulo de elasticidade no plano basal da grafite é um dos maiores de qualquer material conhecido. Por esta razão, os nanotubos de carbono são os materiais mais fortes alguma vez descobertos pela humanidade. A maior resistência à tração ou tensão de rutura medida para um nanotubo de carbono foi de 63 GPa, cerca de 50 vezes superior à do aço (Zhang *et al.*, 2007). Mesmo os tipos mais fracos de nanotubos de carbono têm resistências de vários GPa.

C. Condutividade térmica e expansão: Os CNM podem ser o melhor material condutor de calor que o homem já conheceu. Foi mesmo demonstrado que os CNM ultra-pequenos apresentam supercondutividade abaixo de 20° K. A investigação sugere que estes filamentos exóticos, já anunciados pela sua resistência sem paralelo e pela sua capacidade única de adotar as propriedades eléctricas dos semicondutores ou dos metais perfeitos, poderão um dia encontrar também aplicações como condutas de calor em miniatura numa série de dispositivos e materiais. As fortes ligações C-C grafíticas no plano tornam-nos excecionalmente fortes e rígidos contra tensões axiais.

D. Emissão de campo: A emissão de campo resulta do tunelamento de electrões de uma ponta metálica para o vácuo, sob a aplicação de um forte campo elétrico. O pequeno diâmetro e o elevado rácio de aspeto dos CNM são muito favoráveis à emissão de campo. Mesmo para tensões moderadas, desenvolve-se um forte campo elétrico na extremidade livre dos CNM suportados, devido à sua nitidez.

E. Elevado rácio de aspeto: Os CNM representam um aditivo condutor muito pequeno e de elevado rácio de aspeto para plásticos de todos os tipos. O seu elevado rácio de aspeto significa que é necessária uma menor carga (concentração) de CNM em comparação com outros aditivos condutores para obter a mesma condutividade eléctrica. Esta baixa carga preserva mais da tenacidade das resinas poliméricas, especialmente a baixas temperaturas, bem como mantém outras propriedades chave de desempenho da resina matriz. Os CNM provaram ser um excelente aditivo para conferir condutividade eléctrica aos plásticos. O seu elevado rácio de aspeto (cerca de 1000:1) confere condutividade eléctrica com cargas mais baixas, em comparação com materiais aditivos convencionais como o negro de carbono, a fibra de carbono cortada ou a fibra de aço inoxidável.

Onde se encontram as nanopartículas de carbono?

As nanopartículas de carbono são abundantes na natureza, uma vez que são produzidas em muitos processos naturais, incluindo reacções fotoquímicas, erupções vulcânicas, incêndios florestais e simples erosão, bem como por plantas e animais, por exemplo, pele e cabelo. Embora associemos habitualmente a poluição atmosférica às actividades humanas - automóveis, indústria e carvoaria -, acontecimentos naturais como tempestades de poeira, erupções vulcânicas e incêndios florestais podem produzir quantidades tão grandes de nanopartículas que afectam profundamente a qualidade do ar em todo o mundo. Estima-se que os aerossóis gerados por actividades humanas sejam apenas cerca de 10% do total, tendo os restantes 90% uma origem natural (Taylor *et al.*, 2002). As tempestades de poeiras parecem ser a maior fonte individual de nanopartículas ambientais. A migração a longa distância tanto de poeiras minerais como de poluentes antropogénicos dos principais continentes tem sido recentemente objeto de intensa investigação. Cerca de 50% das partículas de aerossóis atmosféricos da troposfera são minerais provenientes dos desertos. As nanopartículas existem em grande escala no espaço extraterrestre. Exemplos de poeiras recolhidas no espaço, na Lua e em Marte. Os incêndios florestais e os fogos de relva fazem parte da história natural da Terra há muito tempo e são causados principalmente por relâmpagos ou pela atividade humana.

Os grandes incêndios podem espalhar cinzas e fumo por milhares de quilómetros quadrados e levar a um aumento de partículas (incluindo nanopartículas de carbono) que excedem as normas de qualidade do ar ambiente. Quando um vulcão entra em erupção, as cinzas e os gases que contêm partículas, desde a escala nanométrica até aos microns, são projectados para a atmosfera, atingindo por vezes alturas superiores a 18 000 metros. A quantidade de partículas libertadas para a atmosfera é enorme; uma única erupção vulcânica pode ejetar até 30 milhões de toneladas de cinzas. Uma grande quantidade de aerossóis de sal marinho é emitida pelos mares e oceanos em todo o mundo (Buseck *et al.*, 1999). Estes aerossóis são formados pela evaporação da água e quando as gotas de água produzidas pelas ondas são ejectadas para a atmosfera.

Muitos organismos são mais pequenos do que alguns micrómetros, incluindo os vírus (10 nm - 400 nm) e algumas bactérias (30 nm - 700 μm). No entanto, devemos fazer uma distinção clara entre aquilo a que chamamos "partículas" (micropartículas ou nanopartículas) e nano-organismos ou os seus componentes (incluindo bactérias, vírus, células e os seus organelos). As células, as bactérias e os vírus são estruturas auto-organizadas, auto-replicantes e dissipativas, com uma estrutura de vida mais curta do que os sólidos inorgânicos. O gasóleo e os gases de escape dos automóveis são a principal fonte de nano e micropartículas atmosféricas nas zonas urbanas.

A maior parte das partículas dos gases de escape dos veículos tem um tamanho entre 20 e 130 nm para os motores diesel e entre 20 e 60 nm para os motores a gasolina (Westerdahl *et al.*, 2005) e tem normalmente uma forma aproximadamente esférica. Verificou-se recentemente que os nanotubos e fibras de carbono, já objeto de estudos toxicológicos em curso, estão presentes nos gases de escape dos motores como subproduto da combustão do gasóleo (Evelyn *et al.*, 2003) e também no ambiente próximo de fontes de combustão de gás (Soto *et al.*, 2005). As nanopartículas são geradas através de actividades comuns em recintos fechados, tais como: cozinhar, fumar, limpar e combustão (por exemplo, velas, lareiras). Exemplos de nanopartículas de interior são: fibras têxteis, partículas de pele, esporos, excrementos de ácaros, produtos químicos, fumo de velas, de cozinha e de cigarros.

Metabolismo e transformação de CNM

A farmacocinética e a biodistribuição dos CNM têm sido estudadas desde que foi proposta a questão da segurança dos CNM. O tempo de circulação sanguínea e a acumulação de CNM no animal afectam as suas aplicações biomédicas e a sua toxicidade. Servindo como veículo do fármaco, os CNM com circulação sanguínea prolongada podem acumular-se mais no tumor, tornando-os eficientes para o diagnóstico e tratamento do cancro (Liu *et al.*, 2007). Os CNM utilizados para fins biomédicos apresentam-se sob a forma dispersa ou funcionalizada. Depois de introduzidas nos biossistemas, é possível que estas CNM sejam metabolizadas noutras substâncias.

O metabolismo dos CNM afecta definitivamente as suas aplicações biomédicas e pode também conduzir a uma toxicidade indesejada. Infelizmente, o metabolismo dos nanomateriais de carbono é muito difícil de estudar, devido à falta de técnicas analíticas adequadas. Na literatura, apenas se encontram disponíveis alguns estudos-piloto. O esqueleto dos CNT é relativamente mais estável do que os seus grupos funcionais. Os SWCNT e os MWCNT (puros e funcionalizados) ficaram presos *in vivo* durante mais de 4 semanas. Os CNT aprisionados chegaram a ficar presos durante 3 meses (Deng *et al.*, 2007, Yang *et al.*, 2007 e Yang *et al.*, 2008).

Ao contrário dos resultados mais comuns, Allen *et al.*, (2008) observaram a biodegradação de SWCNT através de catálise enzimática *in vitro*. Para os estudos de biocompatibilidade e aplicações, a biodegradação dos CNT é um fator importante a ter em conta. Kagan *et al.* (2010) relataram que a degradação pela mieloperoxidase de neutrófilos reduziu significativamente a toxicidade pulmonar dos CNT. A estabilidade do esqueleto de carbono também implica que os CNT são difíceis de metabolizar em pequenas moléculas, que podem ser facilmente excretadas através da urina e das fezes. Deve prestar-se mais atenção à conceção de propriedades de superfície adequadas dos CNT para acelerar a excreção benéfica dos CNT. Em contraste com a estabilidade do esqueleto de carbono, os grupos funcionais nos CNT são muito mais fáceis de se desprenderem dos CNT.

Existem dois tipos de estratégias para funcionalizar os CNT, nomeadamente a funcionalização química e a dispersão (funcionalização não covalente). Os resultados actuais sugerem que ambos os tipos de grupos funcionais podem ser destacados dos CNT *in vivo*, o que faz com que os CNT funcionalizados se transformem em CNT menos funcionalizados ou pristinos. Os CNT podem ser funcionalizados de forma não covalente através da adsorção de reagentes à sua superfície por interação hidrofóbica e interação π-π. O metabolismo dos CNT funcionalizados de forma não covalente é geralmente considerado como a dessorção dos reagentes de suspensão. Assim, recomenda-se a utilização de reagentes de suspensão mais eficientes e estáveis, como o PEG, para aplicações biomédicas de CNT. Várias moléculas, incluindo pequenas moléculas, polímeros e biomoléculas, foram ligadas covalentemente ao esqueleto de carbono dos CNT.

Geralmente, as ligações covalentes são mais estáveis do que as não covalentes. Por conseguinte, é expetável a estabilidade dos CNT funcionalizados covalentemente. Este fenómeno indica que os CNT modificados covalentemente são mais adequados para utilização biomédica *in vivo* do ponto de vista da estabilidade. Para os CNT suspensos de forma não covalente, é preferível utilizar reagentes de suspensão mais estáveis, como o PEG-PL. O fígado e o baço têm funções diferentes. Os PEG-CNT apresentaram diferentes estabilidades nestes dois órgãos. O fígado é o órgão mais importante do metabolismo, contendo muitas enzimas metabólicas. Os PEG-CNT presos no fígado desfuncionalizado recuperaram lentamente no prazo de 4 semanas após a exposição. Por outro lado, o PEG-CNT foi muito estável contra a biotransformação no baço durante mais de 8 semanas. A farmacocinética, o metabolismo e a toxicidade dos CNT dependem dos parâmetros físico-químicos dos CNT e são regulados pela química da superfície. Os CNT bem funcionalizados por métodos não-covalentes e covalentes são promissores para as aplicações biomédicas.

Aplicações da CNM

A natureza especial do carbono combina-se com a perfeição molecular dos CNM de parede única para os dotar de propriedades materiais excepcionais, tais como uma condutividade eléctrica e térmica muito elevada, resistência, rigidez e tenacidade. Nenhum outro elemento da tabela periódica se liga a si próprio numa rede alargada com a força da ligação carbono-carbono. As vibrações de alta frequência da ligação carbono-carbono proporcionam uma condutividade térmica intrínseca superior até mesmo à do diamante.

Microeletrónica: Muitas das actuais aplicações microelectrónicas já se encontram à nanoescala. Durante as últimas quatro décadas, o elemento mais pequeno de um transístor diminuiu de 10μm para 30nm (Thompson e Parthasarathy, 2006). O objetivo final do fabrico de microeletrónica é produzir elementos de circuitos electrónicos que sejam nanoscópicos.

Ecrãs: A resolução de um televisor ou de um monitor melhora com a redução da dimensão dos píxeis. A utilização de materiais nanocristalinos pode aumentar consideravelmente a resolução e reduzir significativamente o custo.

Armazenamento de dados: Dispositivos como os discos rígidos de computador, que funcionam com base na sua capacidade de magnetizar uma pequena área de um disco giratório para registar informação, são nanoaplicações estabelecidas. Os discos e as fitas que contêm nanomateriais de carbono artificiais podem armazenar grandes quantidades de informação.

Baterias de elevada densidade energética: Os novos nanomateriais de carbono apresentam propriedades promissoras como materiais anódicos e catódicos em baterias de iões de lítio, com maior capacidade e melhor ciclo de vida do que os seus equivalentes de partículas maiores (Liu *et al.,* 2006).

Sensores de alta sensibilidade: Devido à sua elevada área de superfície e maior reatividade, os nanomateriais podem ser utilizados como sensores para detetar vários parâmetros, como a resistividade eléctrica, a atividade química, a permeabilidade magnética, a condutividade térmica e a capacitância.

Pneus de automóveis: Nanopartículas de negro de fumo entre 10 nm e 500 nm actuam como carga na matriz polimérica dos pneus e são utilizadas para reforço mecânico.

Para-choques de automóveis: Os compósitos à base de nanopartículas de carbono de argila contendo plásticos e argila nanométrica são utilizados para fabricar exteriores de automóveis que são mais leves e duas vezes mais resistentes a riscos do que os materiais habituais

Imagem de microscópio de varrimento: Os SWCNT têm sido utilizados como pontas de sonda para a obtenção de imagens de anticorpos, ADN, etc. por microscopia de força atómica (Hafner *et al.,* 2001). Os nanotubos de carbono são pontas de sonda ideais para a microscopia de varrimento devido ao seu pequeno diâmetro (que maximiza a resolução), elevado rácio de aspeto e rigidez.

Pontas AFM de reconhecimento molecular: Os SWCNT com biomoléculas ligadas são ligados a pontas AFM e utilizados para "reconhecimento molecular", a fim de estudar as forças químicas entre moléculas (Hafner *et al.,* 2001).

Condutividade térmica: Os CNT têm uma extraordinária condutividade eléctrica, condutividade térmica e propriedades mecânicas. São provavelmente os melhores emissores de campos de electrões possíveis. São polímeros de carbono puro e podem ser reagidos e manipulados utilizando a conhecida e tremendamente rica química do carbono. Isto permite modificar a sua estrutura e otimizar a sua solubilidade e dispersão.

Aplicações de emissão de campo: Os CNT são os emissores de campo mais conhecidos de todos os materiais. Isto é compreensível, dada a sua elevada condutividade eléctrica e a incrível agudeza da sua ponta (porque quanto menor for o raio de curvatura da ponta, mais concentrado será o campo elétrico, levando a uma maior emissão de campo; esta é a mesma razão pela qual os para-raios são afiados). A agudeza da ponta também significa que emitem com uma tensão especialmente baixa, um facto importante para a construção de dispositivos eléctricos de baixa potência que utilizem esta caraterística. Os CNT podem transportar uma densidade de corrente surpreendentemente elevada, possivelmente tão alta como 10^{13} A/cm^2 . Além disso, a corrente é extremamente estável.

Plásticos condutores: Grande parte da história dos plásticos no último meio século envolveu a sua utilização como substituto dos metais. Para aplicações estruturais, os plásticos têm feito enormes progressos, mas não quando é necessária condutividade eléctrica, porque os plásticos são muito bons isoladores eléctricos. Esta deficiência é ultrapassada carregando os plásticos com cargas condutoras, como o negro de carbono e fibras de grafite maiores (as utilizadas para fazer tacos de golfe e raquetes de ténis).

No entanto, a carga necessária para proporcionar a condutividade necessária utilizando cargas convencionais é normalmente elevada, o que resulta em peças pesadas e, mais importante ainda, em peças de plástico cujas propriedades estruturais são altamente degradadas. As aplicações que exploram este comportamento dos CNT incluem compósitos de blindagem EMI/RFI; revestimentos para invólucros, juntas e outras utilizações; dissipação eletrostática (ESD); materiais antiestáticos e revestimentos condutores (mesmo transparentes!); e materiais absorventes de radar para aplicações pouco observáveis ("stealth").

Adesivos e conectores condutores: As mesmas propriedades que tornam os CNT atractivos como cargas condutoras para utilização em blindagem electromagnética, materiais ESD, etc., tornam-nos atractivos para aplicações de embalagem e interligação eletrónica, tais como adesivos, compostos de envasamento e cabos coaxiais e outros tipos de conectores.

Eletrónica molecular: A ideia de construir circuitos electrónicos a partir dos blocos de construção essenciais dos materiais - as moléculas - conheceu um renascimento nos últimos cinco anos e é uma componente fundamental da nanotecnologia. Em qualquer circuito eletrónico, mas especialmente à medida que as dimensões diminuem para a nanoescala, as interligações entre interruptores e outros dispositivos activos tornam-se cada vez mais importantes. A sua geometria, condutividade eléctrica e capacidade de serem derivados com precisão, fazem dos CNT os candidatos ideais para as ligações na eletrónica molecular.

Aplicações biomédicas: A exploração dos CNT em aplicações biomédicas está apenas a começar, mas tem um potencial significativo. Uma vez que uma grande parte do corpo humano é constituída por carbono, este é geralmente considerado um material muito biocompatível. Foi demonstrado que as células crescem nos CNT, pelo que estes parecem não ter qualquer efeito tóxico. As células também não aderem aos CNT, dando potencialmente origem a aplicações como revestimentos para próteses, bem como revestimentos anti-incrustantes para navios. A capacidade de funcionalizar (modificar quimicamente) as paredes laterais dos CNT também conduz a aplicações biomédicas, como stents vasculares e crescimento e regeneração de neurónios. Foi também demonstrado que uma única cadeia de ADN pode ser ligada a um nanotubo, que pode então ser inserido com sucesso numa célula.

Filtragem do ar e da água: Muitos investigadores e empresas já desenvolveram dispositivos de filtragem do ar e da água baseados em CNT. Foi referido que estes filtros podem não só bloquear as partículas mais pequenas como também matar a maioria das bactérias. Esta é outra área em que os CNT já foram comercializados e os produtos estão atualmente no mercado.

Aplicações farmacêuticas: A estrutura versátil dos nanotubos permite a sua utilização numa variedade de tarefas dentro e fora do corpo. O nanotubo permite reduzir a dosagem do fármaco através da localização da sua distribuição, bem como reduzir significativamente os custos para as empresas farmacêuticas e os seus consumidores. O nanotubo transporta normalmente o fármaco de duas formas: o fármaco pode ser fixado lateralmente ou arrastado para trás ou ser colocado no interior do nanotubo. Ambos os métodos são eficazes para a entrega e distribuição de fármacos no interior do corpo (Lin *et al.,* 2004). Características importantes, como a capacidade de atravessar facilmente as membranas celulares, aumentam consideravelmente o potencial dos CNT para utilizações terapêuticas. A investigação confirmou que os nanotubos de carbono podem ser utilizados eficazmente para administrar fármacos às células tumorais, melhorando o tratamento, uma vez que permitem a administração de fármacos orientados para o local de ação. Estão a ser investigadas novas abordagens, por exemplo, reservatórios de fármacos de libertação controlada utilizando microchips e CNT.

Libertação de fármacos: A administração de fármacos tem sido uma das principais áreas de interesse para os investigadores que pretendem melhorar a eficácia das moléculas terapêuticas. Alguns dos obstáculos que os investigadores tentam ultrapassar incluem a má distribuição dos fármacos pelas células, danos indesejados nos tecidos saudáveis, toxicidade e falta de capacidade para selecionar um determinado tipo de célula para tratamento. Muitas moléculas benéficas podem ser ligadas às paredes e às pontas destes CNT solúveis, incluindo péptidos, ácidos nucleicos e várias moléculas de fármacos para uma distribuição mais direccionada.

Os CNT têm várias vantagens na administração de fármacos: i) tamanho na gama de 10-40 nm, ii) capacidade de fornecer um suporte em forma de bastão, iii) maior capacidade de transportar fármacos, iv) capacidade de administrar fármacos ao núcleo e v) natureza inerte e não tóxica.

Wu *et al.*, (2005) postularam que a administração de anfotericina B por meio de CNT reduziria a quantidade de antibiótico necessária, resultando numa maior potência e numa menor toxicidade. Hampel *et al.*, (2008) demonstraram que os CNT são transportadores viáveis para a carboplatina, um agente terapêutico para o tratamento do cancro. Pastorin *et al.*, (2006) desenvolveram uma nova estratégia para a funcionalização de CNT com duas moléculas diferentes, utilizando a cicloadição 1,3-dipolar de azometina ylides e exploraram duas rotas alternativas, que permitiram a introdução de uma sonda fluorescente e de um agente anticancerígeno à volta das paredes laterais dos CNT. Concluíram que a multifuncionalização controlada dos CNT e a ligação de moléculas que visam receptores específicos nas células tumorais ajudariam a melhorar a resposta aos agentes anticancerígenos.

Feazell *et al.*, (2007) demonstraram que, ao combinar a capacidade dos complexos de platina (IV) que resistem à substituição de ligandos com a capacidade comprovada dos SWCNT de actuarem como barcos de longo curso, transportando moléculas mais pequenas através das membranas celulares, construímos um conjugado de platina (IV) ligado a SWNT que fornece eficazmente uma dose letal de cis-[Pt (NH3)2Cl2] após redução no interior da célula. Foi desenvolvido um novo sistema de administração de fármacos (DDS) direcionado para o tumor com base em SWCNT, que consiste num SWCNT funcionalizado ligado a módulos direccionados para o tumor, bem como a módulos de pró-fármacos (Liu *et al.*, 2007).

Entrega de genes: As CNT são utilizadas não só para a administração de moléculas medicinais, mas também para a administração de genes diretamente na célula e através da membrana nuclear. A natureza lipofílica das membranas biológicas restringe a administração intracelular direta de potenciais fármacos e sondas moleculares e torna o transporte intracelular um dos principais problemas da terapia genética. Devido à sua capacidade de atravessar as membranas celulares, os SWCNT têm interesse como transportadores de moléculas biologicamente activas, incluindo genes, ADN, ARN e muitas outras. Os CNT podem ser ficcionados nas suas extremidades terminais com ADN de cadeia simples ou ácido nucleico peptídico e hibridizados com as sequências complementares de ADN para formar uma estrutura supramolecular baseada em nanotubos.

Kateb *et al.*, (2007) visualizaram a ingestão in vitro, a citotoxicidade e a capacidade de carga dos MWCNT na microglia. Demonstraram que os MWCNT não provocam alterações proliferativas ou de citocinas *in vitro*, são capazes de transportar ADN e siRNA e são internalizados em níveis mais elevados nas células fagocíticas do que nas células tumorais. O estudo sugere ainda que os MWCNT podem ser utilizados como nano-veículos novos, não tóxicos e biodegradáveis para a terapia dirigida aos cancros do cérebro. As diferenças nos níveis de expressão genética foram correlacionadas com os dados estruturais e biofísicos obtidos para os f-CNT: DNA, sugerindo que uma grande área de superfície que conduza a uma condensação muito eficiente do DNA não é necessária para uma transferência efectiva de genes. No entanto, será necessária uma investigação mais aprofundada para determinar se o grau de ligação e de associação estreita entre o ADN e os nanotubos é uma caraterística desejável para aumentar a eficiência da expressão genética *in vitro* ou *in vivo* (Kostarelos *et al.*, 2005).

Libertação de péptidos: Os nanotubos de carbono são objeto de investigação extensiva para a administração dirigida e orientada de péptidos. Além disso, a modificação dos nanotubos através da adição de determinados grupos funcionais permitiu a administração de pequenos péptidos nos núcleos das células de fibroblastos. Embora o mecanismo de entrada e saída dos tubos nas células não seja claro, estes parecem não ser tóxicos. Os investigadores estão continuamente a investigar novas formas de fornecer macromoléculas que facilitarão o desenvolvimento de novos produtos biológicos, tais como proteínas de bio-sangue e biovacinas. Do mesmo modo, o êxito das terapias de ADN e ARN dependerá de técnicas inovadoras de administração de medicamentos. As CNT estão a tornar-se moléculas altamente vulneráveis para aplicações em química medicinal. Os péptidos biologicamente activos podem ser facilmente ligados através de uma ligação covalente estável aos CNT.

Factores que afectam a toxicidade das nanopartículas de carbono

A. Funcionalização: Vários estudos, incluindo o nosso (dados não publicados), demonstraram que a exposição de CNT pristinos reduz significativamente a taxa de proliferação das células e induz a paragem do ciclo celular, a apoptose e a necrose (Foldvari, 2008). Em geral, tem-se observado no meio biológico que os CNT interagem com as proteínas e interferem com a sua estrutura, podendo causar a morte das células. Por este motivo, foi sugerido que o revestimento eficaz da superfície dos CNT é uma fase crucial antes da utilização dos CNT num ambiente biológico (Zhao, 2012). A funcionalização é o processo pelo qual os CNT, que normalmente se agregam em aglomerados, são separados e revestidos com determinadas moléculas.

B. Pureza: Co, Fe, Ni e Mo são os materiais mais comuns e amplamente utilizados na síntese de CNT. Estes metais são utilizados como catalisadores para promover o processo de crescimento dos CNT durante a síntese (Donaldson *et al.,* 2006). Após a síntese, o metal residual é normalmente encapsulado numa camada de carbono, seja fuligem amorfa ou camadas de grafite. Descobriu-se que as impurezas metálicas são um dos principais factores que determinam a toxicidade dos CNT, resultando na morte das células através de vários mecanismos, incluindo a destruição das mitocôndrias e o stress oxidativo. O conteúdo do catalisador metálico deve ser sempre tido em conta quando se investiga a toxicidade dos CNT. Consequentemente, a purificação dos CNT é um método utilizado para reduzir a citotoxicidade dos CNT. A funcionalização é uma forma de melhorar a pureza dos CNT. Uma forma de o fazer é através da ultrassonografia.

C. Forma: A forma é também um fator conhecido que contribui para a toxicidade das nanopartículas. As nanopartículas, em geral, podem ser classificadas em dois grupos de elevado rácio de aspeto, como os nanofios e os nanotubos, e de baixo rácio de aspeto, como as nanoesferas e os nanocubos. Em geral, sabe-se que as nanopartículas semelhantes a fibras (rácio de aspeto elevado) ou agrupadas são mais tóxicas e nocivas para as células do que as nanopartículas redondas e aneladas. Foi sugerido que, ao contrário das nanopartículas esféricas, a grande área de contacto das nanopartículas longas com os receptores da superfície celular exerce uma pressão sobre o citoesqueleto do fagócito durante a fagocitose, impedindo o processo.

D. Tamanho das nanopartículas: O comprimento e o diâmetro dos CNT, que podem ser alterados durante a síntese dos CNT, é outro fator importante que determina a sua toxicidade. As fibras longas (>20 μm), incluindo os CNT que excedem o comprimento de um macrófago, nem sempre podem ser totalmente engolidas por um macrófago, o que leva a uma fagocitose "frustrada", impedindo a sua eliminação do sistema e provocando a libertação de factores inflamatórios.

E. Dependente da dose: A dose é definida como a quantidade de substância que atinge um sistema biológico. A dose está diretamente relacionada com a exposição ou com a concentração da substância no meio relevante (ar, alimentos, água) multiplicada pela duração do contacto.

F. Dependente da área de superfície: Para a mesma massa de partículas com a mesma composição química e estrutura cristalina, verificou-se uma maior toxicidade das nanopartículas do que das suas contrapartes maiores. Este facto levou à conclusão de que o efeito inflamatório pode estar dependente da área de superfície das nanopartículas, sugerindo a necessidade de alterações nas definições e regulamentos relacionados com a dose e os limites de exposição. De facto, as nanopartículas mais pequenas têm uma área de superfície e um número de partículas por unidade de massa mais elevados do que as partículas maiores. O organismo reagirá de forma diferente à mesma dose em massa constituída por milhares de milhões de nanopartículas em comparação com várias micropartículas. Uma maior área de superfície conduz a uma maior reatividade e constitui uma fonte acrescida de espécies reactivas de oxigénio.

G. Toxicidade dependente da concentração: Há muitos resultados contraditórios relacionados com os efeitos tóxicos das nanopartículas em diferentes concentrações.

H. Depende da química das partículas e da estrutura cristalina: Embora tenha sido sugerido que o tamanho pode ser mais importante do que a composição química na decisão sobre a toxicidade das nanopartículas, não é possível extrapolar os resultados de estudos que mostram uma extensão semelhante de inflamação para diferentes químicas de nanopartículas. A química das partículas é fundamental para determinar a toxicidade das nanopartículas. A química das partículas é especialmente relevante do ponto de vista da química molecular das células e do stress oxidativo. Nomeadamente, dependendo da sua química, as nanopartículas podem apresentar diferentes níveis de absorção celular, localização subcelular e capacidade de catalisar a produção de espécies reactivas de oxigénio.

I. Dependência do rácio de aspeto: Verificou-se que quanto maior o rácio de aspeto, mais tóxica é a partícula. Mais precisamente, o cancro do pulmão foi associado à presença de fibras de amianto com mais de 10 microns nos pulmões, o mesotelioma a fibras com mais de 5 microns e a asbestose a fibras com mais de 2 microns.

A toxicidade dos CNT tem sido atribuída às seguintes razões

São nanoparticuladas e, por isso, podem ser mais tóxicas do que as partículas de maiores dimensões (Monteiller *et al.,* 2007). Têm a forma de fibras, pelo que podem comportar-se como o amianto e outras fibras patogénicas, cuja toxicidade está associada à sua forma de agulha, e são essencialmente grafíticas, pelo que se espera que sejam biopersistentes (Donaldson *et al.,* 2006). Muller *et al.,* (2005) descobriram que os aglomerados de CNT intactos permaneciam presos na maior via aérea, ao passo que os nanotubos moídos estavam muito mais bem dispersos no tecido pulmonar. Ao atingir o trato respiratório, os CNT causam inflamação pulmonar, fibrose pulmonar, acumulação induzida de neutrófilos e eosinófilos, bloqueio mecânico e aumento de vários marcadores de citotoxicidade/inflamatórios nos pulmões. Estes incluem um aumento significativo das células totais da lavagem broncoalveolar e dos leucócitos polimorfonucleares, bem como dos níveis de proteínas, lactato desidrogenase (LDH), fator de necrose tumoral-α (TNF-α), interleucina-1β (IL-1β) e mucina (Han e Andrews, 2008).

Os mineiros de carvão são mais frequentemente afectados por riscos de vida como a perda de audição na exploração mineira, gastrite, perturbações pré-existentes da coluna vertebral, risco de cancro do pulmão, cataratas, doença pulmonar obstrutiva crónica, pneumoconiose ou "pulmão negro" e stress, perturbações gastrointestinais (dores abdominais, vómitos, indigestão, úlcera bucal, úlcera péptica, gastrite, iterícia, diarreia e obstipação, etc.), bronquite crónica, dermatite, fotossensibilização e lesões hepáticas, etc. (Donoghue, 2004). Os CNT têm dimensões nanométricas e, por isso, entram facilmente nos pulmões através do trato respiratório, por inalação de ar. Depois de entrarem nos pulmões, distribuem-se rapidamente no sistema nervoso central, no sistema nervoso periférico, na linfa e no sangue, e distribuem-se rapidamente no coração, no baço, nos rins, na medula óssea e no fígado.

Introdução à toxicidade das nanopartículas de carbono

A pele, os pulmões e o trato gastrointestinal do ser humano estão em constante contacto com o ambiente. Enquanto a pele é geralmente uma barreira eficaz contra substâncias estranhas, os pulmões e o trato gastrointestinal são mais vulneráveis. Estas três vias são os pontos de entrada mais prováveis para as nanopartículas de carbono naturais ou antropogénicas. As injecções e os implantes são outras vias possíveis de exposição, limitadas principalmente aos nanomateriais de carbono artificiais. Devido à sua pequena dimensão, as nanopartículas podem translocar-se destes portais de entrada para os sistemas circulatório e linfático e, em última análise, para os tecidos e órgãos do corpo. Algumas nanopartículas, dependendo da sua composição e dimensão, podem produzir danos irreversíveis nas células por stress oxidativo e/ou lesão de organelos.

Na Figura 1, resumimos os possíveis efeitos adversos para a saúde associados à inalação, ingestão e contacto com nanopartículas. Sublinhamos que nem todas as nanopartículas produzem estes efeitos adversos para a saúde - a toxicidade das nanopartículas depende de vários factores, incluindo: tamanho, agregação, composição, cristalinidade, funcionalização da superfície, etc. Para além disso, a toxicidade de qualquer nanopartícula para um organismo é determinada pelo complemento genético do indivíduo, que fornece a caixa de ferramentas bioquímicas através das quais este se pode adaptar e combater as substâncias tóxicas. As doenças associadas às nanopartículas inaladas são a asma, a bronquite, o enfisema e o cancro do pulmão, bem como as doenças neurodegenerativas, como as doenças de Parkinson e de Alzheimer.

As nanopartículas no trato gastrointestinal têm sido associadas à doença de Cohn e ao cancro do cólon. As nanopartículas que entram no sistema circulatório estão relacionadas com a ocorrência de arteriosclerose e coágulos sanguíneos, arritmia, doenças cardíacas e, em última análise, morte cardíaca. A translocação para outros órgãos, como o fígado, o baço, etc., pode também levar a doenças destes órgãos. A exposição a algumas nanopartículas está associada à ocorrência de doenças auto-imunes, tais como: lúpus eritematoso sistémico, esclerodermia e artrite reumatoide.

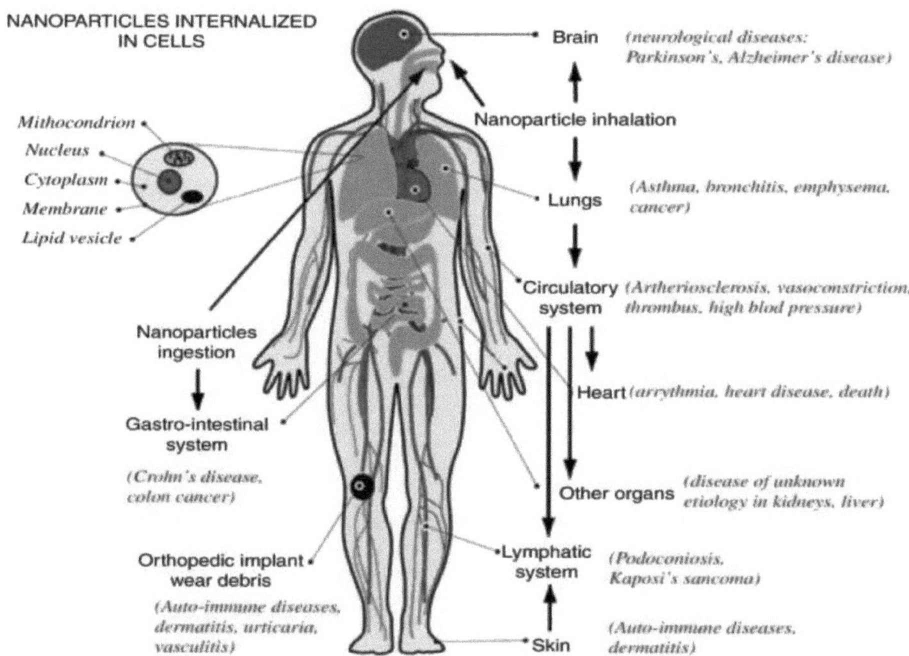

Figura 1. Doenças que podem ser desenvolvidas como resultado da exposição de nanopartículas de carbono em diferentes partes dos órgãos humanos (Buzea e Pacheco, 2007)

A. Aparelho respiratório: O sistema respiratório é um dos sistemas de órgãos mais críticos do corpo, que fornece oxigénio ao organismo e o liberta do dióxido de carbono. Este processo também elimina os resíduos metabólicos e mantém o equilíbrio do pH do corpo. Os órgãos envolvidos são as vias respiratórias, os pulmões e os músculos que medeiam o movimento do ar para dentro e para fora do corpo. O sistema do trato respiratório é a principal via de entrada de poeiras no corpo humano, seguida da ingestão. As entidades nanoparticuladas podem entrar nos organismos vivos por inalação (trato respiratório), ingestão (trato gastrointestinal), absorção dérmica (pele) e injeção (circulação sanguínea). O trato respiratório funciona como a principal via de entrada das nanopartículas. O principal mecanismo de deposição de partículas nanométricas inaladas no trato respiratório é a difusão devido à deslocação quando estas colidem com o ar (Fuhrer *et al.,* 2000).

Existem vários mecanismos de defesa ao longo do trato respiratório destinados a manter as superfícies da mucosa livres de resíduos celulares e partículas depositadas por inalação. Uma vez depositadas, as partículas nanométricas, em contraste com as partículas de maiores dimensões, parecem translocar-se prontamente para locais extra pulmonares e atingir outros órgãos-alvo por diferentes vias e mecanismos de transferência. Quando as partículas atingem os locais intersticiais pulmonares, pode ocorrer a absorção pela circulação sanguínea, para além das vias linfáticas. Para além do tamanho das partículas, a extensão da translocação extra pulmonar depende muito das características da superfície e da química das partículas (Singh *et al.,* 2006).

Distribuição no corpo dos CNT das vias respiratórias Os CNT são cilindros de uma ou várias camadas coaxiais de grafite com um diâmetro da ordem dos nanómetros (Shvedova *et al.,* 2009). A capacidade dos nanomateriais para se deslocarem no corpo pode depender da sua reatividade química, das características da sua superfície e da sua capacidade para se ligarem às proteínas do corpo. Dependendo do tamanho e da estrutura física das partículas nanométricas, estas depositam-se nas diferentes regiões do trato respiratório (Oberdorster *et al.,* 2005). Após a deposição, as partículas nanométricas são translocadas para o local extra-pulmonar e atingem o local do órgão alvo através de várias vias e mecanismos de transferência.

Os nanomateriais acedem à circulação sanguínea provavelmente por transcitose através do trato respiratório para o interstício. A eliminação das partículas depositadas no trato respiratório ocorre, em grande parte, por dois mecanismos: (1) translocação física das partículas por diferentes mecanismos e (2) processos de eliminação química. A dissolução química é dirigida aos componentes das partículas, que são lipossolúveis ou solúveis nos fluidos intracelulares ou extracelulares. Os componentes solúveis das partículas são depois absorvidos e difundidos nas proteínas e noutros componentes subcelulares (Jain *et al.,* 2007).

B. Toxicidade pulmonar mediada por CNT: As pessoas podem ser expostas aos CNT através de exposição acidental, entrando em contacto com a forma de aerossol dos CNT durante a produção ou exposição em resultado da utilização biomédica. A toxicidade dos CNT está relacionada com as propriedades do material dos CNT, tais como a sua estrutura (SWCNT ou MWCNT), o comprimento e a relação entre os aspectos, a área de superfície, o grau de agregação, a extensão da oxidação, o(s) grupo(s) funcional(ais) ligado(s), o método de fabrico (que pode deixar resíduos catalíticos e impurezas produzidas), bem como a sua concentração e dose.

Numerosos estudos *in vitro* e *in vivo mostraram* que os CNT e/ou os contaminantes associados ou os materiais catalíticos que surgem durante o processo de produção podem induzir stress oxidativo e inflamação pulmonar proeminente. Estudos recentes também sugerem algumas semelhanças entre as propriedades patogénicas dos MWCNT e as das fibras de amianto (Shvedova *et al.,* 2009).

Vários estudos demonstraram que os CNF, CNR e MWCNT podem induzir efeitos citotóxicos e apoptose em diferentes tipos de células (Bottini *et al.,* 2006; Cui *et al.,* 2005). Tal como descrito anteriormente, embora os CNT tenham um diâmetro de 10 a 100 nm, têm uma forte tendência para se agruparem em "cordas" devido às forças de van der Waals. Os feixes contêm normalmente muitas dezenas de nanotubos e podem ser consideravelmente mais compridos e mais largos do que os nanotubos a partir dos quais são formados. Este seria um fator muito importante para modificar a toxicidade.

C. Stress oxidativo induzido por nanopartículas de carbono: As ROS, moléculas de sinalização chave durante a sinalização e homeostase celular, são espécies reactivas de oxigénio molecular. Os ERO constituem um conjunto de espécies oxidativas, incluindo o anião superóxido (O_2), o radical hidroxilo (OI Γ), o peróxido de hidrogénio (H_2O_2), o oxigénio singlete e o ácido hipocloroso (HOCl). Os ERO são gerados intrínseca ou extrinsecamente no interior da célula. O oxigénio molecular gera os ERO primários através da redução de um eletrão catalisada pelo fosfato de nicotinamida adenina dinucleótido (NADPH). A redução adicional do oxigénio pode conduzir a H O_{22} ou $OH\cdot$ através da dismutação e da reação de Fenton catalisada por metais, respetivamente. Algumas das fontes endógenas de ERO incluem a respiração mitocondrial, a resposta inflamatória, os microssomas e os peroxissomas, enquanto os nanomateriais artificiais (NM) e os poluentes ambientais actuam como indutores exógenos de ERO. Fisiologicamente, os ERO são produzidos em quantidades vestigiais em resposta a vários estímulos. Os radicais livres ocorrem como subprodutos essenciais da respiração mitocondrial e das reacções do tipo Fenton catalisadas por iões de metais de transição. Os fagócitos inflamatórios, como os neutrófilos e os macrófagos, induzem uma explosão oxidativa como mecanismo de defesa contra os poluentes ambientais, as células tumorais e os micróbios.

Uma variedade de NP, incluindo partículas de óxido metálico, induzem ROS como um dos principais mecanismos de citotoxicidade. Foi relatado que as NP influenciam as concentrações de cálcio intracelular, activam factores de transcrição e modulam a produção de citocinas através da geração de radicais livres A abundância de ROS pode ter respostas biológicas potencialmente prejudiciais, resultando no fenómeno de stress oxidativo. Este resulta de um desequilíbrio entre a produção de ERO e a capacidade do sistema biológico para desintoxicar rapidamente os intermediários reactivos ou reparar os danos resultantes. Para ultrapassar o excesso de resposta dos ERO, as células podem ativar sistemas antioxidantes enzimáticos e não enzimáticos.

Um dos parâmetros de toxicidade mais frequentemente referidos para os CNT é a formação de ROS, que pode ser protetora ou prejudicial durante as interacções biológicas. O stress oxidativo pode ser causado diretamente pelas ROS induzidas pelos CNT na vizinhança ou no interior da célula ou pode surgir mais indiretamente devido aos efeitos dos CNT internalizados na respiração mitocondrial (Xia *et al.*, 2008) ou na depleção de espécies antioxidantes no interior da célula (Shvedova *et al.*, 2008). Além disso, as ROS mediadas por NADPH são fundamentais para as respostas pulmonares induzidas pelos SWCNT (Park *et al.*, 2008).

O mecanismo mais provável para o stress oxidativo e a toxicidade pulmonar induzidos pelos CNT envolve a disfunção mitocondrial. A fagocitose incompleta dos CNT, a presença de metais de transição e de grupos reactivos específicos na superfície dos CNT são os principais factores de produção de ROS. As impurezas metálicas, como o Fe, o Co e o Ni, introduzidas nos CNT durante a sua síntese, são factores-chave que determinam a resposta dos CNT aos ERO. O stress oxidativo induzido pelos CNT medeia processos celulares importantes, incluindo inflamação, lesão celular, apoptose e ativação de vias de sinalização celular, como a MAPK e o NF-κB, que estão implicadas na patogénese da fibrose pulmonar. É interessante notar que o stress oxidativo é referido como um mecanismo de biodegradação dos CNT. Os SWCNT são submetidos a biodegradação oxidativa através da mieloperoxidase, uma enzima pró-oxidante envolvida nas respostas de defesa do hospedeiro (Shvedova *et al.*, 2012).

D. Papel das nanopartículas de carbono na inflamação induzida por ROS: As ROS e a inflamação demonstram uma relação interdependente no caso de exposição a NP. As células inflamatórias, como os macrófagos e os neutrófilos, induzem uma enorme libertação de ROS para se livrarem das NP. No entanto, o stress oxidativo mediado pela exposição a NP leva à ativação de MAPK e NF-κB, contribuindo para a cascata pró-inflamatória. Por conseguinte, foi referido que as ROS induzidas pelos CNT desencadeiam factores de transcrição pró-inflamatórios como o NF-κB, a AP-1 e a MAPK *in vivo*. O tratamento com MWCNT em macrófagos medeia a ativação dependente de ROS da via NF-κB, induzindo assim a expressão de quimiocinas e citocinas como TNF-α, IL-1β, IL-6, IL-10 e MCP-1.

E. Papel das nanopartículas de carbono na genotoxicidade induzida por ROS: Os CNT provocam efeitos genotóxicos através da interação direta com o ADN ou indiretamente através do stress oxidativo induzido pelos CNT e de respostas inflamatórias. O stress oxidativo sustentado induzido pelos CNT pode provocar danos no ADN e um crescimento celular anormal, conduzindo possivelmente à carcinogénese e à fibrogénese. As ROS podem ativar vias de sinalização celular que resultam na paragem do ciclo celular e na apoptose. Os CNT induzem uma multiplicidade de respostas genotóxicas, incluindo quebra da cadeia de ADN, oxidação, indução de micronúcleos, aberrações cromossómicas, formação de focos de γH2AX e frequências mutantes (Van *et al.,* 2012). A quebra e reparação do ADN dependente de stress oxidativo e a ativação de vias de sinalização, incluindo a poliamida ADP-ribose polimerase (PARP), AP-1, NF-κB, p38 e Akt, foram relatadas em células mesoteliais humanas expostas a SWCNT.

F. Interação celular com nanopartículas de carbono: Tal como os nanoorganismos (vírus), as nanopartículas são capazes de entrar nas células e interagir com estruturas subcelulares. A absorção celular, a localização subcelular e a capacidade de catalisar produtos oxidativos dependem da química, do tamanho e da forma das nanopartículas (Xia *et al.,* 2006). Presume-se que o mecanismo pelo qual as nanopartículas penetram nas células sem receptores específicos na sua superfície exterior seja uma absorção passiva ou uma interação adesiva. Esta absorção pode ser iniciada por forças de Vander Waals, cargas electrostáticas, interacções estéricas ou efeitos de tensão interfacial e não resulta na formação de vesículas (Geiser *et al.,* 2005). (As interacções estéricas ocorrem quando as nanopartículas têm moléculas com tamanho, geometrias, ligações e cargas optimizadas para a interação com os receptores). Após este tipo de absorção, as nanopartículas não estão necessariamente localizadas num fagossoma (que oferece alguma proteção ao resto dos organelos celulares da interação química com a nanopartícula). Dependendo da sua localização no interior da célula, as nanopartículas de carbono podem danificar organelos ou o ADN ou, em última análise, causar a morte celular.

G. Absorção de nanopartículas de carbono pelo sistema nervoso: O sistema nervoso é composto pelo cérebro, pela espinal medula e pelos nervos que ligam o cérebro e a espinal medula ao resto do corpo. Para além da absorção de nanopartículas de carbono por inalação, a absorção pelo sistema nervoso pode ocorrer por outras vias (como a dérmica). A absorção através dos nervos olfactivos e da barreira hemato-encefálica são as vias mais estudadas. Dados experimentais sugerem que o início e a promoção de doenças neurodegenerativas, como a doença de Alzheimer, a doença de Parkinson e a doença de Pick, estão associados ao stress oxidativo e à acumulação de concentrações elevadas de carbono.

H. Translocação de nanopartículas de carbono para os sistemas linfáticos: A translocação de nanopartículas de carbono para os gânglios linfáticos é atualmente um tema de intensa investigação para a administração de medicamentos e a imagiologia de tumores. A progressão de muitos cancros (pulmão, esófago, mesotelioma, etc.) é observada na disseminação de células tumorais para os gânglios linfáticos locais. A deteção e a administração de fármacos orientados para estes locais são as etapas envolvidas no tratamento terapêutico do cancro. Vários estudos mostram que as partículas injectadas intersticialmente passam preferencialmente pelo sistema linfático e não pelo sistema circulatório, provavelmente devido a diferenças de permeabilidade. Depois de entrarem no sistema linfático, localizam-se nos gânglios linfáticos. As nanopartículas livres que chegam aos gânglios linfáticos são ingeridas pelos macrófagos residentes. As nanopartículas que conseguem entrar no sistema circulatório também podem aceder ao interstício e, a partir daí, são drenadas através do sistema linfático para os gânglios linfáticos como nanopartículas livres e/ou dentro de macrófagos (Liu *et al.,* 2006).

Os efeitos adversos para a saúde da absorção de nanopartículas de carbono pelo sistema linfático não estão suficientemente explorados. No entanto, pode colocar-se a hipótese de o stress oxidativo criado por certos tipos de nanopartículas poder provocar danos nos linfócitos (tipo de glóbulos brancos), nos gânglios linfáticos e/ou no baço.

I. Interação das nanopartículas de carbono com as células sanguíneas e sua

absorção por estas: Existem três tipos principais de células no sangue: Os glóbulos vermelhos, responsáveis pelo transporte de oxigénio; os glóbulos brancos, responsáveis pelo combate às infecções; e as plaquetas, que ajudam a evitar hemorragias através da formação de coágulos sanguíneos. A absorção de nanopartículas de carbono por cada tipo de células sanguíneas é essencialmente diferente. A absorção de nanopartículas pelos glóbulos vermelhos (que não têm capacidades fagocíticas, devido à falta de receptores fagocíticos) é inteiramente ditada pelo tamanho (Peters *et al.,* 2006), enquanto a carga da nanopartícula ou o tipo de material têm pouca importância.

J. Absorção de nanopartículas pelo fígado, baço e rins: As células endoteliais (células que revestem o sistema vascular) formam uma barreira física para as partículas, com junções muito estreitas, normalmente inferiores a 2 nm. No entanto, foram registados valores mais elevados, de 50 nm a 100 nm (Schwab e Pang, 2000), dependendo do órgão ou tecido. Em certos órgãos, como o fígado, o endotélio é fenestrado com poros de até 100 nm, permitindo a passagem mais fácil de partículas maiores. Na presença de inflamação, a permeabilidade do endotélio aumenta, permitindo uma maior passagem de partículas. As autópsias dos trabalhadores do carvão revelam um aumento da quantidade de partículas no fígado e no baço em comparação com os não trabalhadores do carvão. Até à data, existe pouco conhecimento (ou discussão) sobre o efeito das nanopartículas em órgãos como o fígado, os rins, o baço, etc. No entanto, pode especular-se que, enquanto houver translocação e acumulação de nanopartículas nestes órgãos, as reacções potencialmente adversas e a citotoxicidade podem conduzir a doenças.

Capítulo 2

NECESSIDADE E OBJECTIVOS DO PRESENTE TRABALHO

- medida que a produção e as aplicações de nanotubos se expandem, a exposição humana potencial também aumenta.
- Em ambientes profissionais, estes nanotubos de carbono de paredes múltiplas (MWCNT), nanofibras de carbono (CNF) e nanobastões de carbono (CNR) podem ser libertados para o ambiente sob a forma de aerossóis.
- O potencial mecanismo de perigo relacionado com a inalação destes nanotubos de carbono MWCNT, CNF e CNR é desconhecido.
- No report Mecanismos gerais envolvidos na toxicidade pulmonar e extra-pulmonar das nanopartículas de carbono.

Com base na pesquisa bibliográfica, uma combinação de estudos *in vitro* e *in vivo* com níveis de dose relevantes será mais útil para identificar os potenciais riscos de mecanismo das nanopartículas de carbono artificiais.

No presente trabalho, avaliámos e comparámos os efeitos toxicológicos dos nanotubos de carbono de paredes múltiplas (MWCNT), das nanofibras de carbono (CNF) e dos nanobastões de carbono (CNR) em modelos in *vitro* e *in vivo.*

Capítulo 3

PLANO DO PRESENTE TRABALHO

Estudos *in vitro*

- Avaliação da toxicidade *in vitro* de nanotubos de carbono de paredes múltiplas (MWCNT), nanofibras de carbono (CNF) e nanobastões de carbono (CNR) utilizando linhas celulares
- Avaliação dos mecanismos gerais envolvidos na citotoxicidade de nanotubos de carbono de paredes múltiplas (MWCNT), nanofibras de carbono (CNF) e nanobastões de carbono (CNR)

Linhas celulares humanas alvo para estudos *in vitro*

- Linhas de células pulmonares humanas A 549 (células epiteliais do carcinoma alveolar do pulmão humano)
- Linhas celulares de rim embrionário humano (HEK 293)
- Linhas de células hepáticas Hep G2
- Células intestinais (P407)
- Células de cancro do cólon HCT 116

Estudos *in vivo*

- Investigar e comparar a toxicidade pulmonar de nanotubos de carbono de paredes múltiplas (MWCNT), nanofibras de carbono (CNF) e nanobastões de carbono (CNR) após a sua exposição em ratos
- Avaliar e comparar o stress oxidativo e o estado antioxidante em ratos após a exposição de CNF, MWCNT e CNR em ratos.

Capítulo 4

TESTAR NANO MATERIAIS

- MWCNT (D*L 110-170 nm * 5-9 μm),
- CNF (D*L100nm * 20-200 μm),
- CNR (D*L 100 nm *50-250 μm) foram adquiridos à Sigma, St. Louis, EUA.
- O quartzo (Min-U-Sil) foi adquirido à U.S. Silica Company (Berkeley Springs, West Virginia) com um grau de pureza superior a 99%.

Capítulo 5

ESTUDOS IN VITRO

MATERIAIS E MÉTODOS

Os materiais básicos de cultura de células, o meio essencial mínimo de Eagle (EMEM), o soro fetal de bovino, a penicilina-G, a estreptomicina, a solução salina tamponada com fosfato (PBS), a tripsina-EDTA, o azul de Tripan e o tampão de lise SDS de grau de cultura de células foram adquiridos à Himedia, Mumbai, Índia. O MTT (brometo de 3-(4,5- dimetiltiazol-2-il)-2,5- difeniltetrazólio), o tetraetoxipropano e o kit de ensaio da desidrogenase láctica (LDH) foram adquiridos à Sigma, St. Louis, MO, EUA. O ácido 2-tiobarbitúrico (TBA) e a albumina de soro bovino foram adquiridos à Himedia, Mumbai, Índia. O kit de ensaio do glutatião e o kit de ensaio da interleucina-8 (IL-8) foram adquiridos à Ray Biotech, Inc, Nova Deli, Índia.

Cultura e tratamento de células

As células epiteliais alveolares humanas (A549), os hepatócitos humanos (células hepáticas Hep G2), as células renais embrionárias humanas (HEK 293), as células intestinais (P407) e as células cancerosas do cólon HCT 116 foram adquiridas ao National Centre for Cell Science (NCCS, Pune), Índia. Estas linhas celulares foram cultivadas e mantidas em meios adequados (DMEM/RPMI 1640, HiMedia, Mumbai, Índia). Todas as linhas celulares foram cultivadas num meio de cultura suplementado com 10% de soro fetal de bovino (FBS, HiMedia, Mumbai, Índia), 1% de L-glutamina (HiMedia, Mumbai, Índia) e 1% de solução antibiótica de penicilina-estreptomicina-anfotericina B (HiMedia, Mumbai, Índia). As células foram semeadas a 250 000 células/flascos num volume total de 9 ml. Quando confluentes, todas as células foram tripsinizadas (utilizando tripsina-EDTA, HiMedia, Mumbai, Índia) e semeadas em placas de 96 poços (Tarsons, Índia) a uma taxa de 1,0 x 10^4 /0,1 mL. Foi adicionada a cada poço uma suspensão de partículas (em tampão fosfato salino (PBS)/0,1% Tween 80) ou apenas o meio. Para cada nanomaterial, foi preparada uma solução-mãe de 1 mg/mL de partículas em meio de cultura sem qualquer aditivo, agitada em vórtex à velocidade máxima durante 1 min e submetida a um banho de imersão durante 5 min.

Foram preparadas diferentes concentrações de nanopartículas em meio de cultura e utilizados (1-100 μg/mL). Experiências preliminares demonstraram a necessidade de adicionar 0,1% de Tween 80 ao meio de cultura para obter uma suspensão homogénea para três nanopartículas. As células foram expostas por 72 h ao meio sozinho ou na presença de nanomateriais. Nessa altura, foi realizado o ensaio MTT para avaliar a toxicidade das nanopartículas em diferentes tipos de células.

Método do ensaio MTT

A função mitocondrial e a viabilidade celular foram medidas pelo ensaio MTT (Denizot e Lang, 1986). Resumidamente, as células foram colocadas numa placa de 96 poços a uma densidade de 1,0 x10^4 células/poço. As células foram cultivadas durante a noite no meio completo e, em seguida, mudaram para o meio com baixo teor de soro, seguido de exposição a nanopartículas de carbono. Após 48 horas de tratamento com diferentes concentrações de nanopartículas, as células foram incubadas com MTT (2,5 mg/ml) durante 2 horas. Em seguida, foram adicionados 80 μl de tampão de lise (lauril sulfato de sódio a 15% numa mistura 1:1 de N-N dimetil formamida e água) a cada poço para dissolver os cristais de formazan, o metabolito do MTT. Após mistura completa durante uma noite, a placa foi lida a 490 nm para obter a densidade ótica, que está diretamente correlacionada com a quantidade de células, utilizando o leitor de placas múltiplas ELISA (Biotech, Reino Unido). A inibição do crescimento das células foi calculada a partir da absorvância relativa das células de controlo não tratadas a 490 nm e expressa como a percentagem de inibição.

Avaliação dos mecanismos de citotoxicidade

Para elucidar os possíveis mecanismos de citotoxicidade, uma variedade de parâmetros substitutos, incluindo danos na membrana celular (ensaio LDH), glutatião reduzido (GSH), IL-8 e níveis de substância reactiva ao ácido tiobarbitúrico (TBARS), foram avaliados quantitativamente e comparados com os controlos e os grupos tratados com quartzo (controlo positivo) em diferentes citotoxicidades induzidas por nanopartículas de carbono, utilizando células HEK293, porque muitos estudos descreveram a potencial toxicidade das CNP no alvo pulmonar, embora tenha sido dada pouca atenção ao rim, que é considerado um órgão-alvo secundário.

Exposição de nanopartículas de carbono

As suspensões de estoque de diferentes tipos de nanopartículas de carbono foram recentemente diluídas para diferentes concentrações (0μg/mL, 10μg/mL, 30μg/mL e 100μg/mL) cada uma no meio de cultura celular. O número adequado e necessário de células HEK293 foi semeado em placas de 96 ou 24 poços. Após as células terem sido fixadas no fundo das placas durante 12 h no meio completo, o meio foi substituído por DMEM com baixo teor de soro (contendo 1% de FBS) para evitar a aglomeração de nanopartículas. Foram imediatamente aplicadas às células diferentes concentrações de suspensões de nanopartículas de carbono recentemente preparadas e deixadas a incubar durante 48 horas. As células isentas de nanopartículas de carbono foram utilizadas como células de controlo em cada ensaio.

Os testes de citotoxicidade, tais como a libertação de LDH, a produção de citocinas (IL-8), a peroxidação lipídica e a quantificação dos níveis de glutatião intracelular, foram efectuados em sistema de cultura de células HEK 293 e em triplicado.

Libertação de lactato desidrogenase (LDH)

A lactato desidrogenase é uma enzima que contém zinco. A LDH é uma enzima cujo papel mais importante é catalisar a interconversão do ácido pirúvico e do ácido lático. É uma enzima intracelular que participa na sequência glicolítica da via catabólica dos hidratos de carbono. Encontra-se distribuída de forma ubíqua nas células humanas. A LDH não é uma enzima única, mas um grupo de enzimas relacionadas, mas ligeiramente diferentes, com a mesma função. No corpo humano, estão presentes cinco isoenzimas diferentes da LDH, distribuídas de forma selectiva. Por exemplo, a LDH-4 encontra-se principalmente nos rins e no pâncreas. Encontra-se em todos os tecidos do corpo e em grandes quantidades no músculo esquelético, rins, glóbulos vermelhos, coração, fígado, pulmão e pele (Wroblewski e Gregoryl, 1961).

Uma vez que a LDH é uma enzima intracelular, qualquer processo que provoque lesões na célula resultará na libertação de LDH. Esta LDH libertada provocará um aumento dos níveis sanguíneos da enzima LDH (que normalmente é muito baixa). Além disso, como os níveis de LDH são marcadores de danos nos tecidos, a monitorização em série pode ser utilizada para monitorizar a progressão da doença em condições como tumores malignos e outras doenças crónicas (doença renal, doença hepática, etc.). A LDH é abundante nos glóbulos vermelhos. A rutura dos glóbulos vermelhos (hemólise) resulta em níveis elevados da enzima LDH no sangue. Do mesmo modo, os tumores malignos caracterizam-se por uma elevada taxa de morte celular e pela formação de novas células. Esta elevada taxa de morte celular resulta num aumento dos níveis de LDH no sangue. Seguem-se as principais doenças associadas a um aumento do nível de LDH no sangue.

O kit de ensaio de citotoxicidade LDH mede a atividade da LDH presente no meio de cultura utilizando uma reação acoplada em duas fases. Na primeira fase, a LDH catalisa a redução de NAD^+ a NADH e H^+ através da oxidação de lactato a piruvato. Na segunda fase da reação, a diaforase utiliza o NADH e o H recém-formados$^+$ para catalisar a redução de um sal de tetrazólio (INT) a formazan altamente colorido que absorve fortemente a 490 nm.

Procedimento: O número necessário (2 x 10^4 células /ml) de células renais foi semeado em placas de 24 poços e exposto a concentrações crescentes de suspensões de nanopartículas (0-100 μg/mL). Após 48 horas de incubação, a placa foi centrifugada a 1900 rpm durante 4 minutos. Os meios foram transferidos para uma nova placa de 24 poços e analisados quanto à libertação de LDH, conforme descrito no kit de ensaio. Cada experiência foi efectuada em triplicado. A citotoxicidade é expressa em relação à libertação basal de LDH por células de controlo não tratadas.

Produção de Interleucina-8 (IL-8)

A IL-8 é um membro da subfamília das quimiocinas CXC e é produzida pelas células sanguíneas e por muitos tipos de tecidos. Os neutrófilos são o principal alvo específico da ação da IL-8. Muitas das acções fisiopatológicas da IL-8 dependem da ativação dos neutrófilos. A interleucina-8 é um marcador promissor para muitas condições clínicas e está atualmente a ser aplicada por várias subespecialidades da medicina, quer para efeitos de diagnóstico rápido, quer como indicador de prognóstico. No entanto, o nível de IL-8 aumentou em resultado de muitas condições inflamatórias, pelo que é necessária uma interpretação cuidadosa do nível de IL-8 para estabelecer uma correlação com o diagnóstico ou prognóstico da condição clínica pretendida.

Procedimentos: As densidades necessárias de células (2 x 10^4 células /ml) foram cultivadas em placas de 24 poços e foram incubadas com diferentes concentrações de nanopartículas (10-100 µg/mL) durante 48 h. Os sobrenadantes foram recolhidos e centrifugados para remover quaisquer nanopartículas restantes. As concentrações da citocina pró-inflamatória, IL-8, foram determinadas por ensaio imunoabsorvente ligado a enzima humana (ELISA) de acordo com as directrizes do fabricante (Ray Biotech, Índia). As células incubadas sem nanopartículas foram utilizadas como controlo. A absorvância foi medida a 450 nm e quantificada com um leitor de microplacas.

Quantificação dos níveis intracelulares de GSH

O GSH (L-glutamil-L-cisteinil-glicogénio), na sua forma reduzida, é um tripeptídeo formado enzimaticamente por glicina, cisteína e glutamato, sendo o tiol não proteico mais abundante nas células dos mamíferos. A GSH actua como agente redutor e como um importante antioxidante nas células, mantendo um controlo rigoroso do estado redox. A GSH está também envolvida em muitas reacções fisiológicas distintas, incluindo a sinalização celular, o metabolismo de xenobióticos, as reacções de troca de dissulfureto de tiol e como um importante reservatório de cisteína. A GSH é uma molécula ubíqua que é produzida intracelularmente, atingindo concentrações de mM, enquanto as concentrações plasmáticas de GSH se situam em níveis baixos de mM devido ao seu rápido catabolismo. A GSH está 85-90% distribuída livremente no citosol, mas também pode ser compartimentada em organelos, incluindo as mitocôndrias, os peroxissomas, a matriz nuclear e o retículo endoplasmático (RE) após a sua síntese citosólica.

A depleção de GSH é um marco precoce na progressão da morte celular em resposta a uma variedade de estímulos apoptóticos em numerosos tipos de células, embora o papel exato da depleção de GSH na apoptose seja ainda controverso. A depleção de GSH é um evento central de sinalização que regula a ativação das vias de morte celular. A depleção de GSH é frequentemente considerada como um marcador de stress oxidativo e, por conseguinte, como uma consequência das suas propriedades antioxidantes que eliminam espécies reactivas de oxigénio e azoto (ROS/RNS).

Procedimento: Os níveis celulares de GSH reduzida foram determinados utilizando o kit de ensaio colorimétrico GSH-400. O método baseia-se numa reação química entre a GSH e o 5, 5'-ditiobis (ácido 2-nitrobenzóico) (DTNB) para gerar dissulfureto de glutatião (GSSG) e ácido -nitro-5-tiobenzóico, um produto de cor amarela. Assim, a concentração de GSH numa solução de amostra pode ser determinada pela medição da absorvância a 412 nm (Akerboom e Sies, 1981).

As células HEK293 foram colocadas numa placa de 24 poços a uma densidade de 2 x 10^4 células /ml. Após 48 h de exposição a nanopartículas de carbono, as células foram lavadas duas vezes em PBS gelado e depois homogeneizadas em 400 µl de Triton X-100 a 0,5%. O homogenato de células foi centrifugado a 3000 g a 4 °C durante 10 min. O ensaio foi efectuado em 200 µl de sobrenadantes de centrifugação, de acordo com o protocolo do fabricante, e a absorvância do sobrenadante foi medida a 400 nm utilizando um espetrofotómetro UV-Visível (Elico, Índia). O teor de proteínas foi determinado para o mesmo homogenato de células. O nível de GSH foi calculado e expresso em percentagem do controlo.

Estimativa da peroxidação lipídica

A peroxidação lipídica (LP) pode ser definida como a deturpação oxidativa de lípidos que contêm um certo número de ligações duplas carbono-carbono (Rice e Burdon, 1993). A peroxidação lipídica é um processo fisiológico que tem lugar em todas as células aeróbicas. Os ácidos gordos insaturados, que são parte estrutural das membranas celulares, são sujeitos a peroxidação lipídica por uma cadeia de reacções não enzimática e mediada por radicais livres.

Os mecanismos moleculares do processo de peroxidação lipídica são conhecidos e pode estimar-se que cerca de 1 % do consumo total de oxigénio das células, órgãos e corpos é absorvido pelas reacções de peroxidação lipídica. As reacções de iniciação são proporcionadas pela cisão hemolítica catalisada por metais de transição de H2O2 e ROOH. Por sua vez, o H2O2 é gerado principalmente a partir da dismutação mitocondrial do radical superóxido (O_2^-).

Os produtos e subprodutos da peroxidação lipídica são citotóxicos e conduzem, em etapas sucessivas, ao stress oxidativo, aos danos oxidativos e à apoptose. Numa longa série de processos fisiológicos e fisiopatológicos, incluindo o envelhecimento e as doenças neurodegenerativas, as taxas de O_2 mitocondrial$^-$ e de H2O2 aumentam com um aumento paralelo da taxa do processo de peroxidação lipídica. Espera-se que a suplementação com antioxidantes adequados, como, por exemplo, o α-tocoferol, mantenha as células e os órgãos sensíveis em condições saudáveis e aumente o tempo de vida.

Procedimento: O teor de MDA, uma medida da peroxidação lipídica, foi testado sob a forma de substância reactiva ao ácido tiobarbitúrico (TBARS) (Ohkawa *et al.,* 1979). As células HEK293 foram colocadas numa placa de 24 poços a uma densidade de 1 x 10^5 células/poço. Após 48 h de exposição aos MWCNT, as células foram lavadas com PBS gelado e homogeneizadas em 400 µl de Triton X-100 a 0,5%. Os homogenatos celulares foram utilizados no ensaio de TBARS. Resumidamente, 100 µl de homogenatos de células foram misturados com 1 ml de TBA a 0,67%, 1,5 ml de ácido tricloroacético a 20% e 1,5 ml de BHT a 0,04% em tubos de ensaio. As misturas foram incubadas num banho de água a ferver durante 20 minutos. Após arrefecimento à temperatura ambiente, a mistura de reação foi centrifugada a 4000 g durante 10 minutos e a absorvância do sobrenadante foi medida a 532 nm utilizando o mesmo espetrofotómetro UV-visível. As concentrações de TBARS foram calculadas utilizando o tetraetoxipropano como padrão de referência. As quantidades de TBARS foram apresentadas como a percentagem de produção de TBARS em relação ao controlo.

Análise estatística

Quando pelo menos 2 valores de viabilidade foram inferiores a 50% da condição de controlo, a TC50 (concentração tóxica 50, concentração de partículas que induz 50% de mortalidade celular) foi calculada utilizando o software GraphPad Prism (transformação logarítmica dos valores X e regressão não linear - análise de dose-resposta sigmoidal com declive variável - com restrições inferiores e superiores fixadas em 0 e 100, respetivamente). Se fosse possível calcular uma TC50, calculava-se a TC25 e a TC75 (respetivamente, a concentração correspondente a 75% e 25% de viabilidade), utilizando a seguinte equação TCf = [(f / 100-f) **1/H] * TC50 onde f: percentagem que deve ser calculada, H: declive, *: multiplicar, **: à potência. Todos os valores experimentais foram expressos como média ± desvio padrão (DP). A análise estatística foi efectuada para as experiências realizadas em, pelo menos, triplicado, utilizando a análise de variância unidirecional (ANOVA) e o teste de Dunnett. Os resultados com $p<0,05$ foram considerados estatisticamente significativos.

RESULTADOS

Os dados de citotoxicidade das três nanopartículas de carbono testadas com o método de ensaio MTT em cinco linhas celulares humanas diferentes são apresentados nas Figuras 2-6. À semelhança do quartzo (um agente tóxico conhecido), a exposição das três nanopartículas de carbono testadas às diferentes células produziu uma inibição do crescimento das células dependente da concentração, resultando numa redução da percentagem de viabilidade das células nos poços expostos às nanopartículas. Para todas as nanopartículas, foram calculados os valores TC50, TC25 e TC75 (respetivamente, a concentração correspondente a 50%, 75% e 25% de viabilidade) em todos os tipos de células e são apresentados na Tabela 1. Verificou-se que os valores TC50 dos três nanomateriais se situam no intervalo 28,29-46,35 µg/mL. Independentemente do tipo de células, os três nanomateriais produziram maior citotoxicidade em todos os tipos de células testados.

Quadro 1. Citotoxicidade dos nanomateriais de carbono em diferentes linhas celulares humanas utilizando o ensaio MTT

Nanoparticle	Cell Type	TC_{50}	TC_{25}	TC_{75}
		(μg / ml)		
CNF	A 549 cells	28.29	4.90	163.10
CNR		43.02	7.32	252.62
MWCNT		35.77	6.17	207.04
Quartz		38.74	5.67	264.68
CNF	Hep G2 cells	29.22	5.08	168.04
CNR		41.18	6.96	243.55
MWCNT		33.53	5.70	197.00
Quartz		30.24	5.36	170.54
CNF	HEK cells	30.51	5.13	181.28
CNR		42.17	6.75	263.31
MWCNT		35.03	5.33	229.91
Quartz		39.46	6.63	234.73
CNF	P407 cells	33.38	5.73	194.40
CNR		46.35	7.39	290.65
MWCNT		39.19	6.50	236.13
Quartz		52.75	8.51	326.78
CNF	HCT 116 cells	34.65	6.15	195.20
CNR		44.32	7.21	272.41
MWCNT		38.27	6.34	230.93
Quartz		54.95	8.98	336.03

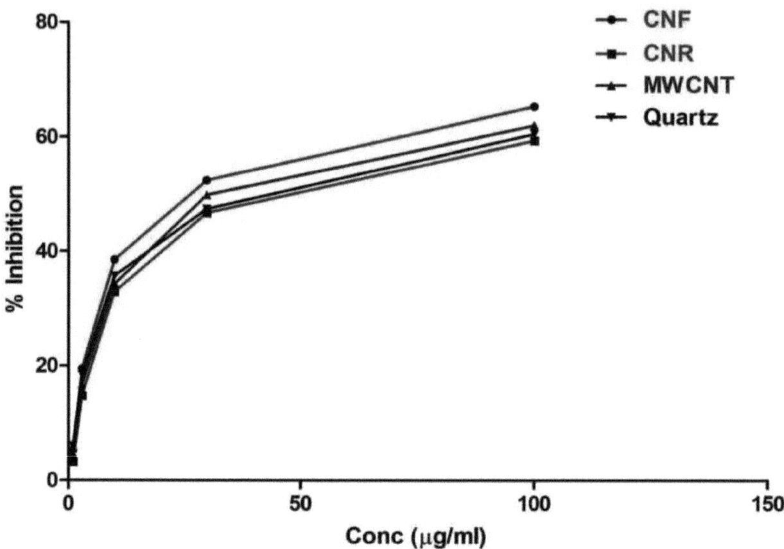

Figura 2. Citotoxicidade dos nanomateriais de carbono nas linhas celulares A549

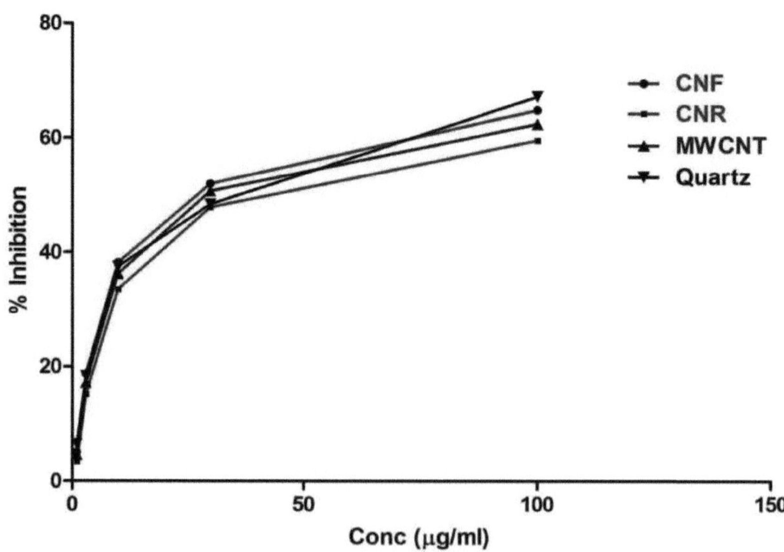

Figura 3. Citotoxicidade dos nanomateriais de carbono nas linhas celulares HepG2

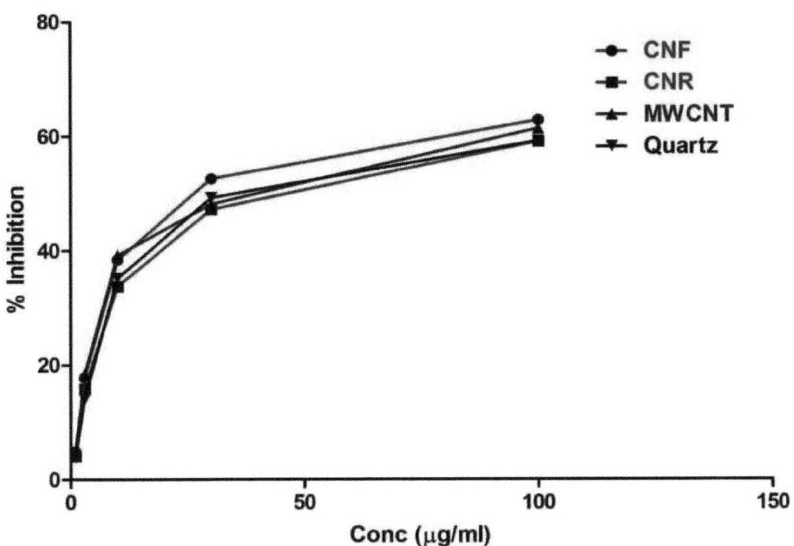

Figura 4. Citotoxicidade dos nanomateriais de carbono em linhas celulares HEK

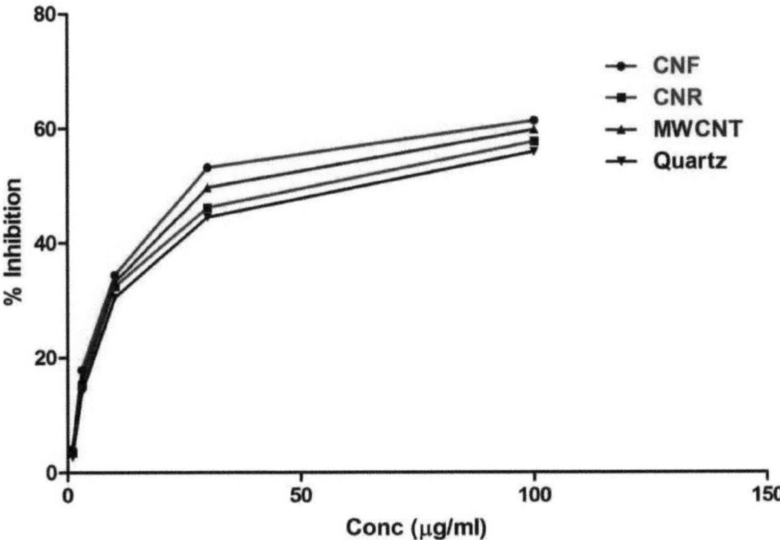

Figura 5. Citotoxicidade dos nanomateriais de carbono nas linhas celulares P402

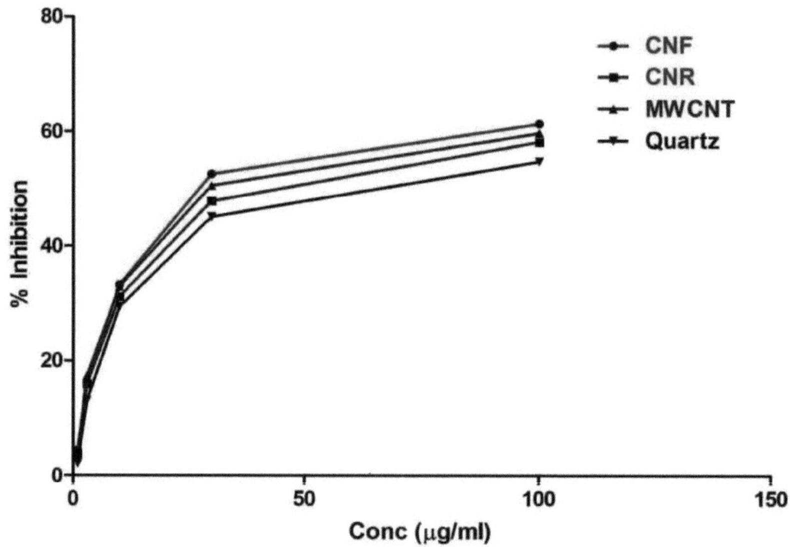

Figura 6. Citotoxicidade dos nanomateriais de carbono nas linhas celulares HCT116

Fuga de LDH: Os danos na membrana celular induzidos pelas nanopartículas de carbono também foram monitorizados pelo ensaio de fuga de LDH, uma vez que a LDH, uma enzima citosólica estável em células normais, só pode ser libertada para o fluido extracelular após danos na membrana. A exposição de três nanopartículas de carbono a células HEK 293 durante 48 h resultou numa libertação significativa ($p<0{,}001$) de LDH para o meio, de uma forma dependente da concentração (Figura 7 e Tabela 2). Uma vez que as três nanopartículas de carbono inibiram significativamente a proliferação celular, conduzindo à morte celular e causando danos consideráveis nas membranas. Entre as três nanopartículas de carbono testadas, a CNF produziu uma maior ($p>0{,}001$) libertação de LDH para o meio do que as outras, devido ao seu tamanho mais pequeno.

Tabela 2. Níveis de LDH (UI/L) (Média ± DP)

Nanoparticle	0 µg/mL	10 µg/mL	30µg/mL	100 µg/mL
CNF	2.49 ± 0.14	6.92 ± 0.82	7.90 ± 1.48	9.82 ± 1.08
CNR	2.49 ± 0.14	3.02 ± 0.75	6.45 ± 0.41	8.35 ± 1.07
MWCNT	2.49 ± 0.14	6.12 ± 0.32	7.99 ± 0.78	9.10 ± 0.92
Quartz	2.49 ± 0.14	4.94 ± 0.28	6.99 ± 0.78	8.10 ± 0.92

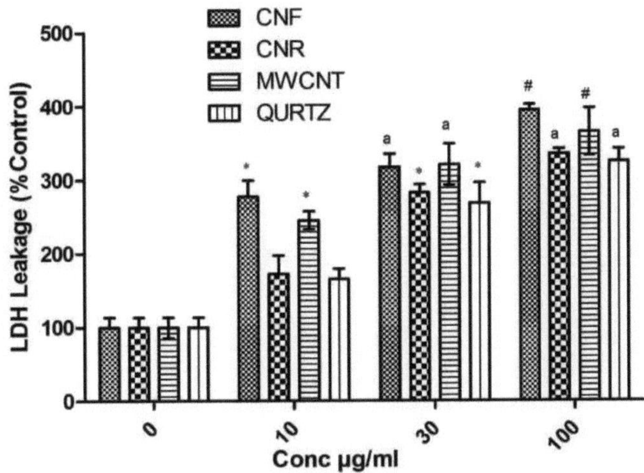

Figura 7. Danos na membrana dependentes da concentração, determinados pela fuga de LDH das células HEK293; os dados foram expressos como Média±SD; *p<0,05,[a] p<0,01,[#] p<0,001 versus controlo

Produção de IL-8: A inflamação é indicada pela libertação de mediadores inflamatórios como a citocina IL-8, produzida pelas células HEK. A IL-8 serve como um sinal químico que atrai os neutrófilos para o local da inflamação. À semelhança do quartzo, a exposição a MWCNT durante 48 h provocou um aumento significativo, dependente da dose, da libertação de IL-8 das células HEK 293 (Figura 8 e Tabela 3), indicando uma resposta inflamatória das nanopartículas de carbono às células renais.

Tabela 3. Níveis de interleucina-8 (pg/mL) (Média ± DP)

Nanoparticle	0 µg/mL	10µg/mL	30 µg/mL	100 µg/mL
CNF	183.62±11.42	245.72±8.32	351.22±9.23	573.45±9.81
CNR	183.62±11.42	212.13±7.93	312.40±5.23	493.9±8.6
MWCNT	183.62±11.42	241.78±13.35	340.70±9.59	523.07±7.14
Quartz	183.62±11.42	230.57 ± 9.45	332.33±23.65	478.43±9.46

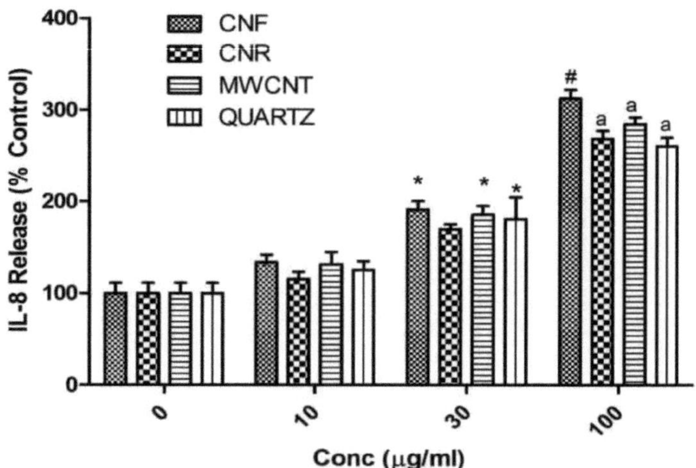

Figura 8. Fuga de IL8 dependente da concentração das células HEK293; os dados foram expressos como Média±SD; *p<0,05,[a] p<0,01,[#] p<0,001 versus controlo

Estimativa de GSH: A GSH é uma molécula ubíqua que contém sulfidrilo nas células e que é responsável pela manutenção da homeostasia da oxidação-redução celular. As alterações na homeostase da GSH podem ser consideradas como uma indicação de danos funcionais nas células. Como se mostra na Figura 9 e na Tabela 4, estas nanopartículas de carbono diminuíram os níveis de GSH nas células de uma forma dependente da concentração.

Entre as três nanopartículas de carbono testadas, a CNF produziu uma maior ($p>0,001$) libertação de LDH no meio do que as outras, devido ao seu tamanho mais pequeno. Quando a dose de exposição das nanopartículas aumentou para 100 µg/mL, os níveis intracelulares de GSH foram quase reduzidos a 50% quando comparados com o controlo. No geral, os dados demonstraram uma depleção significativa dos níveis de GSH em células expostas a nanopartículas de carbono.

Tabela 4. Níveis de glutatião (nM) (Média±SD)

Nanoparticle	**0 µg/mL**	**10 µg/mL**	**30 µg/mL**	**100 µg/mL**
CNF	32.85±1.85	27.53±2.03	18.31±1.86	12.63±1.45
CNR	32.85±1.85	30.25±1.92	24.31±1.32	18.32±0.12
MWCNT	32.85±1.85	28.32±2.2	20.54±2.1	15.23±1.4
Quartz	32.85±1.85	25.46±2.14	19.33±1.01	14.80±2.09

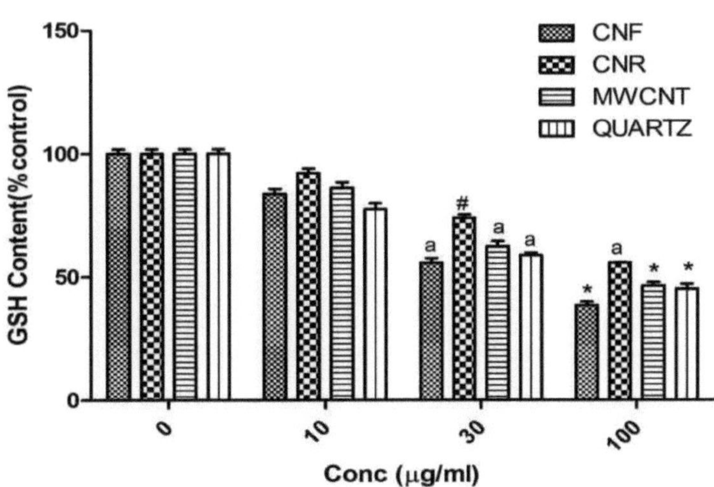

Figura 9. Teor de GSH dependente da concentração nas células HEK293; os dados foram

expressos como Média±SD; *p<0,05,[a] p<0,01,[#] p<0,001 versus células de controlo

Efeito das nanopartículas de carbono na peroxidação lipídica: A sensibilidade do ensaio de medição de TBARS é o método de eleição para o rastreio e a monitorização da peroxidação lipídica, um indicador importante do stress oxidativo. Como se mostra na Figura 10 e na Tabela 5, a exposição destas nanopartículas a células HEK293 resultou num aumento significativo (p<0,001) dos níveis de TBARS de uma forma dependente da concentração.

Tabela 5. Níveis de TBARS (nM) (Média ± DP)

Nanoparticle	**0 µg/mL**	**10 µg/mL**	**30 µg/mL**	**100 µg/mL**
CNF	4.32±0.37	6.8 ± 1.25*	9.95 ± 1.57	12.68 ± .46
CNR	4.32 ± .37	4.87 ± 0.19[ns]	6.23 ± 1.23	8.14 ± .24
MWCNT	4.32 ± .37	5.95± 1.25*	7.12 ± 2.14	10.26 ± 1.25
Quartz	4.32 ± .37	5.23± 0.45[ns]	6.12±1.5	8.12±0.15

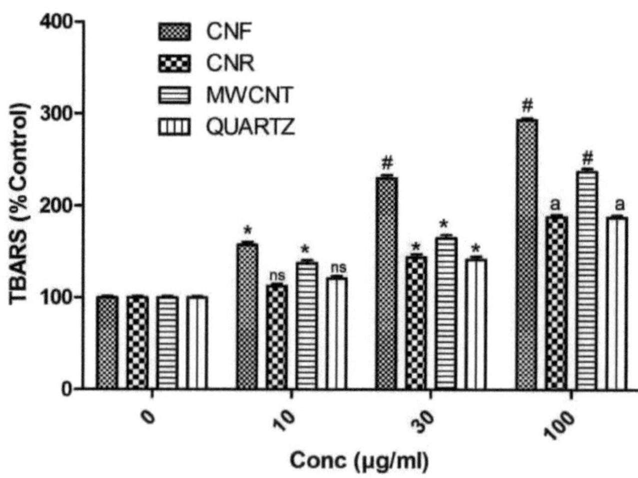

Figura 10. Peroxidação lipídica dependente da concentração em células HEK293; os dados foram

expressos como Média±SD; *p<0,05,[a] p<0,01,[#] p<0,001 versus células de controlo

DISCUSSÃO

O presente estudo investigou e comparou a citotoxicidade *in vitro* de três nanomateriais de carbono MWCNT, CNF e CNR utilizando o ensaio MTT em cinco linhas celulares humanas diferentes, nomeadamente células epiteliais alveolares humanas (A549), hepatócitos humanos (células hepáticas Hep G2), células renais embrionárias humanas (HEK 293), células intestinais (P407) e células cancerosas do cólon HCT 116. Além disso, foram estudados os mecanismos gerais envolvidos na citotoxicidade induzida pelas diferentes nanopartículas de carbono nas células HEK293 em cultura. Até à data, são muito poucos os estudos que investigam direta ou indiretamente os efeitos tóxicos dos nanomateriais e não existem atualmente orientações claras para quantificar esses efeitos.

Os MWCNT inalados, que se depositam nos pulmões, são transportados para a pleura parietal, a musculatura respiratória, o fígado, os rins, o coração e o cérebro numa única forma e acumulam-se com o tempo após a exposição. Os gânglios linfáticos traqueobrônquicos contêm níveis elevados de MWCNT após a exposição e acumulam-se ainda mais ao longo de quase um ano, atingindo níveis que são uma fração significativa da carga pulmonar 1 dia após a exposição (Robert *et al.*, 2013). A injeção intraperitoneal de MWCNT longos (> 5 µm) em ratos provoca lesões fibróticas e proliferação de células mesoteliais (Takagi *et al.*, 2008; Murphy *et al.*, 2011). Assim, o presente estudo foi utilizado para avaliar os efeitos sistémicos *in vitro* de três nanomateriais de carbono após a sua exposição.

Os resultados do presente estudo mostraram a maior citotoxicidade das três nanopartículas contra todos os tipos de células testadas e foram comparáveis ao agente citotóxico conhecido, o quartzo. Os valores TC_{50}, TC_{25} e TC_{75} das três nanopartículas e do quartzo em cinco linhas celulares humanas diferentes são apresentados na Tabela 1. Os valores de TC_{50} de três nanopartículas foram encontrados na faixa de 28,29-46,35 µg/ml, foram menores que os de quartzo (30,24 - 54,95 µg/ml), indicando a maior citotoxicidade das nanopartículas de carbono do que as partículas de quartzo. Entre os três nanomateriais de carbono testados, as CNF mostraram uma citotoxicidade potente em todos os tipos de células. A ordem de citotoxicidade foi CNF>MWCNT>CNR.

Roberta (2008) investigou a citotoxicidade utilizando o ensaio MTT de três nanomateriais de carbono. Neste estudo, foi referido que a ordem de toxicidade é CB>CNF>MWCNT. Os nanomateriais de carbono testados mostraram uma citotoxicidade mais potente para as células do pulmão, do fígado e do rim, em comparação com todas as linhas celulares. A potência dos SWCNT, MWCNT e CNF é igual ou superior à de outras partículas inaladas (negro de fumo ultrafino, sílica cristalina e amianto) na causação de efeitos pulmonares adversos, incluindo inflamação e fibrose pulmonares (Shvedova *et al.*, 2005 e Muller *et al.*, 2005*)*. Numa base de dose em massa, a inflamação e os danos nos pulmões 1 dia após a exposição seguiram a sequência de potência de SWCNT>CNF>amianto. A mesma sequência de potência foi observada para a produção de TNF e IL-6 1 dia após a exposição. Os aglomerados de SWCNT foram associados ao desenvolvimento rápido (7 dias) de granulomas, ao passo que nem o CNF nem o amianto (por estarem mais dispersos) provocaram lesões granulomatosas. A fibrose intersticial (observada como produção de TGF, colagénio pulmonar e coloração com vermelho sirius dos septos alveolares) foi observada aos 28 dias após a exposição com uma sequência de potência baseada na massa de SWCNT>CNF=amianto. A sequência de potência para a fibrose não foi considerada relacionada com o número de estruturas ou com a área de superfície das partículas entregues ao pulmão (Murray *et al.*, 2012).

Resultados anteriores mostraram a capacidade das nanopartículas de carbono para induzir vários efeitos em função do tipo de célula considerado. Por exemplo, a incubação de nanotubos de carbono com diferentes células produziu uma inibição do crescimento das células dependente da concentração (Anreddy *et al.*, 2010). A resposta à morte induzida por nanopartículas de ouro numa linha celular de carcinoma pulmonar humano (células A549), ao passo que não foi observado qualquer efeito nas células BHK21 (rim de hamster) ou HepG2 (carcinoma hepático hepatocelular humano) (Patra *et al.*, 2007). Em contraste, os nossos resultados mostraram que, independentemente do tipo de células, todas as nanopartículas de carbono produziram uma inibição do crescimento das células dependente da dose. Por conseguinte, o desenvolvimento de tais modelos *in vitro* para avaliar a toxicidade das nanopartículas seria de particular interesse para o desenvolvimento de testes de rastreio de rotina e para a investigação dos mecanismos de ação precisos das nanopartículas.

Dependendo dos resultados de citotoxicidade em diferentes culturas de células, seleccionámos as células HEK 293 para estabelecer os mecanismos de citotoxicidade. O presente estudo revelou que a exposição a diferentes nanopartículas de carbono em níveis de dosagem de 10-100 μg/ml causou citotoxicidade dependente da dose, conforme indicado pelo ensaio MTT. Verificou-se que reduziu a viabilidade celular das diferentes nanopartículas de carbono investigadas contra o tipo de célula HEK 293 testado e foi comparável ao composto Quartzo, um agente citotóxico conhecido. Os valores IC_{50} das nanopartículas de carbono investigadas foram encontrados na faixa de 27,84-39,43 μg/mL, que foi menor ou igual ao quartzo (IC_{50} 38,95 μg/ml), exibindo a citotoxicidade comparável das nanopartículas de carbono com partículas de quartzo.

O ensaio de fuga de LDH foi efectuado para determinar os danos na membrana celular induzidos pelas nanopartículas de carbono, uma vez que a LDH, uma enzima citosólica estável em células normais, só é libertada para o fluido extracelular após danos na membrana. A fuga de desidrogenase láctica das células em cultura constitui uma prova potencial da penetração das partículas nas células e dos danos na membrana celular (Balduzzi *et al.,* 2004; Sayes *et al.,* 2005).

A exposição a partículas de CNF, CNR, MWCNT e QUARTZ durante 48 h provocou uma maior libertação de LDH das células HEK. A análise dos meios de exposição às partículas para a LDH demonstra que os nanomateriais de carbono aumentam a libertação de LDH de uma forma dependente da dose durante um período de exposição de 48 horas.

A inflamação, um tipo de resposta imunitária não específica, é uma forma básica de reação do organismo a uma infeção ou a uma irritação física ou química. Uma das indicações é a libertação de mediadores inflamatórios como a citocina IL-8, produzida pelas células HEK. A IL-8 serve como um sinal químico que atrai os neutrófilos para o local da inflamação. Examinámos a exposição de nanopartículas de carbono e de partículas de quartzo durante 48 h em células HEK, o que provocou um aumento significativo, dependente da dose, da produção de IL-8 pelas células HEK293, indicando uma resposta inflamatória das nanopartículas de carbono. O quartzo também produziu uma produção semelhante de IL-8 nas células HEK.

O stress oxidativo celular manifestou-se pelo aumento da peroxidação lipídica e pela redução do nível de GSH. A GSH é um dos biomarcadores importantes para avaliar os danos celulares causados pelo stress oxidativo. A relação linear inversa entre a concentração de exposição e o nível de GSH indicou que a exposição a nanopartículas de carbono reduziu os níveis de glutatião intracelular ($p<0,01$). O aumento dos níveis do conteúdo de TBARS resultou na geração de malondialdeído, que é uma indicação de peroxidação lipídica.

No presente estudo, verificou-se uma forte correlação entre a diminuição da viabilidade celular e o aumento do nível de TBARS após 48 horas de exposição. A correlação inversa entre a diminuição da viabilidade celular e o aumento da TBARS sugeriu que a morte celular era a principal causa dos danos nas membranas provocados pela peroxidação lipídica. Está bem documentado que a realese da lactato desidrogenase no meio celular aumentou após a exposição das células a nanopartículas de carbono (Hussain *et al.,* 2005; Lin *et al.,* 2006).

Os resultados do presente estudo mostraram uma maior citotoxicidade dos CNF do que dos MWCNT e dos CNR. A libertação de LDH, a produção de IL-8 e a peroxidação lipídica aumentaram de forma mais significativa, enquanto os níveis de glutatião diminuíram nas células expostas ao CNF do que aos MWCNT e aos CNR. Estes resultados mostraram que as CNF induzem mais stress oxidativo e citotoxicidade do que as MWCNT, as nanopartículas CNR e também as partículas de quartzo.

Verificou-se que as células tumorais do pulmão expostas a CB, CNF e MWCNT (0,02 µg/ml) durante 2 dias mostraram toxicidade na ordem de CB >CNF >*MWCNT* e discutiram que o MWCNT, com rácio de aspeto máximo, pode ter menos número de ligações pendentes. (Magrez *et al.*, 2006)

Os testes de citotoxicidade revelaram uma perda de viabilidade das células V79, dependente da concentração e do tempo, após a exposição a todos os materiais testados, na seguinte sequência: amianto>CNF>SWCNT. Além disso, observou-se a absorção celular e a geração de radicais de oxigénio nos macrófagos murinos RAW264.7 após a exposição a CNF ou amianto, mas não após a administração de SWCNT. Foram detectados danos no ADN e indução de micronúcleos após a exposição a todos os materiais testados, sendo o efeito mais forte observado no CNF. Assim, demonstrámos que o CNF induziu micronúcleos predominantemente centrómeros positivos em células epiteliais humanas primárias de pequenas vias aéreas, indicando eventos aneugénicos (Kisin *et al.*, 2011).

Foram propostos vários mecanismos para explicar os efeitos adversos dos poluentes particulados na saúde. A produção de ROS e a geração de stress oxidativo têm merecido a atenção de muitos investigadores, como se pode ver na literatura. As ROS, como o peróxido de hidrogénio, os superóxidos, o hidroxilo e outros radicais livres de oxigénio, são capazes de oxidar diretamente o ADN, as proteínas e os lípidos (Yoshiro *et al.*, 2005). Algumas nanopartículas fabricadas são à base de metais e têm uma grande variedade de aplicações em eletrónica, engenharia e biomedicina. Até à data, muitos estudos descreveram a toxicidade potencial das NP no alvo pulmonar, mas pouca atenção foi dada ao rim, que é um órgão-alvo secundário. O objetivo deste estudo, em células renais humanas em cultura, foi avaliar o perfil de toxicidade de nanopartículas metálicas (TiO2, ZnO e CdS) utilizáveis na produção industrial. Foram realizados estudos comparativos, para identificar se as propriedades das partículas têm impacto na citotoxicidade, alterando o estado oxidativo intracelular (Igor *et al.*, 2011).

Além disso, a fim de elucidar a citotoxicidade induzida por nanopartículas e os seus mecanismos, foram investigados os efeitos de nanopartículas de sílica de 20 e 50 nm em células de cultura de rim embrionário humano (HEK293). A viabilidade celular, a função mitocondrial, a morfologia celular, os radicais livres de oxigénio reativo (ROR), a glutationa (GSH), a substância reactiva ao ácido tiobarbitúrico (TBARS), o ciclo celular e a apoptose foram avaliados em condições de controlo e de exposição à sílica. A exposição a nanopartículas de SiO2 de 20 ou 50 nm em níveis de dosagem entre 20 e 100 µg/ml diminuiu a viabilidade celular de uma forma dependente da dose (Fen *et al.*, 2009).

Em resumo, as nanopartículas de carbono (CNF, MWCNT e CNR) em estudo, expostas a células renais embrionárias humanas, induziram uma citotoxicidade dependente da concentração. A exposição destas nanopartículas de carbono a células HEK resultou em citotoxicidade, aumento dos níveis de LDH, aumento da produção de IL-8, potenciação da peroxidação lipídica e diminuição dos níveis intracelulares de glutatião, o que enfatizou que o stress oxidativo contribuiu para a citotoxicidade induzida pelas nanopartículas de carbono e para os danos nas membranas das células HEK, pela ordem CNF>MWCNT>CNR.

Capítulo 6

ESTUDOS IN VIVO

MATERIAIS E MÉTODOS

O ácido tiobarbitúrico, o ácido tricloroacético, o reagente DTNB, o glutatião, a riboflavina e o tampão fosfato salino foram adquiridos à HiMedia Laboratories Ltd, Mumbai. 1,1,3,3-Tetraetoxi propano (TEP), O-Dianisidina, Difenil picril hidrazil, Metanol e Ferro carbonílico foram obtidos da Sigma, St. Louis, EUA. O pó de quartzo, o carbonato de sódio, o hidróxido de potássio, o di-hidrogenofosfato de sódio, o hidrogenofosfato dissódico, o ácido ascórbico, o hidróxido de sódio e o sulfato de cobre foram adquiridos à S.D. Fine Chemicals, Mumbai. Os kits de ensaio de isoflurano, LDH e ALP foram adquiridos à E-Merck, Mumbai, Índia.

Animais de laboratório

Foram seleccionados grupos de ratos albinos Wistar machos (Mahavir enterprises, Hyderabad, Índia) com 69 semanas de idade no início do estudo (pesos médios entre 220-275 gramas), que foram alojados em gaiolas de polipropileno numa sala onde a temperatura ambiente era de 26±2°C e onde se mantinham ciclos de 12 horas de luz e escuridão. Permitiu-se que os animais se aclimatassem ao ambiente durante 7 dias, tendo-lhes sido fornecida uma dieta padrão de pellets e água *ad libitum.* Todos os procedimentos com animais foram revistos e aprovados pelo Comité Institucional de Cuidados e Utilização de Animais da Universidade de Kakatiya.

Tipos de partículas - caraterização

As partículas de ferro carbonílico (os tamanhos das partículas variam entre 0,8 μm e 3,0 μm; >98% de pureza) e as partículas de quartzo sob a forma de sílica cristalina (>230 mesh; 58- 68μm; 99,94% de pureza) foram obtidas da Sigma, EUA e da SD fine chemicals, Mumbai, Índia, respetivamente. O ferro livre de grafite é composto por plaquetas cónicas (CNF) 99,9% (D*L100nm*20-200 μm), nanotubos de carbono de paredes múltiplas >90% de base de carbono (D*L 110-170 nm *5-9 μm de tamanho) e nano hastes de carbono (D*L 100 nm *50-250 μm).

Preparação de suspensões de pó fino

Foi preparada uma suspensão de partículas finas de CNP com um veículo de dispersão não tóxico para instilação nos pulmões de ratos (Driscoll *et al.*, 2000; Leong *et al.*, 1998). Os produtos são extremamente difíceis de dispersar, mesmo na presença de um agente dispersante. Todas as suspensões de nanopartículas foram preparadas em tampão fosfato salino (PBS) + 1% de Tween 80 a uma concentração de 10 mg/ml por cisalhamento breve (2 min num pequeno tubo de homogeneização de vidro) e subsequente sonicação (1-2 min) de amostras de CNP. Todas as amostras com concentrações diferentes foram novamente sonicadas no dia da administração, antes da instilação. Cada amostra foi bem misturada antes de ser retirada uma alíquota para instilação.

Conceção experimental geral

As características fundamentais deste bioensaio pulmonar são (1) a avaliação da resposta à dose e (2) avaliações do curso temporal para determinar a sustentabilidade de qualquer efeito observado. Assim, os principais objectivos deste estudo foram os seguintes: (1) curso temporal e intensidade dose/resposta da inflamação pulmonar e citotoxicidade, (2) função dos macrófagos alveolares nos períodos de recuperação de 24 horas, 1 semana, 1 mês e 3 meses após a exposição (pe), e (3) avaliação histopatológica do tecido pulmonar nos períodos de recuperação de 24 horas, 1 semana, 1 mês e 3 meses após a exposição (pe).

Instilação intratraqueal

Os ratos foram anestesiados com lidocaína a 3 a 5% numa pequena câmara e os ratos individuais foram fixados numa plataforma de plástico inclinada e a anestesia continuou através de um pequeno cone nasal. A traqueia foi exposta através de uma incisão de 1 cm na pele ventral do pescoço para instilação da suspensão de pó (Lam *et al.*, 2002). O procedimento de instilação/nebulização rápida intratraqueal para ratos utilizado por (Leong *et al.*, 1998) foi modificado para garantir que o material instilado fosse entregue nos pulmões dos ratos com uma boa distribuição (Lam *et al.*, 2004).

Foi feito um pequeno orifício na traqueia perto da laringe e um cateter de plástico de calibre 24 foi inserido através do orifício até a extremidade distal da traqueia; a agulha embotada foi então inserida dentro do cateter de plástico. Uma seringa de 1 ml pré-cheia com 200 μl de ar e 50 μl de solução salina foi então conectada à extremidade livre do tubo de silicone para impulsionar rapidamente a amostra de teste do tubo e da agulha para os pulmões. A incisão no pescoço foi então suturada, esfregada com iodopovidona e anestesiada com uma gota de lidocaína. Os ratos recuperaram e ficaram activos no espaço de 10-15 minutos após a remoção do anestésico por inalação. A incisão cicatrizou num prazo de 3-4 dias e os animais foram observados diariamente até à data prevista para a sua interrupção

Conceção do estudo (Warheit *et al.,* 2004).

Foram instiladas intra-traquealmente em grupos de ratos doses únicas de 1 mg/kg e 5 mg/kg de CNF, MWCNT, CNR, ferro carbonílico (CI) e partículas de sílica cristalina de quartzo (Q). Todas as partículas foram preparadas num volume de 1,0% de Tween 80 e solução salina tamponada com fosfato (PBS) e sujeitas a dispersão Polytron. Os grupos de ratos instilados com PBS-Tween, ferro carbonílico e quartzo foram utilizados como controlo, respetivamente.

Grupo 1: Recebeu PBS+ 1% Tween 80 [controlo do solvente];

Grupo 2: Recebeu ferro carbonílico (1mg/kg); [controlo negativo]

Grupo 3: Recebeu ferro carbonílico (5mg/kg); [controlo negativo]

Grupo4: Recebeu CNF (1mg/kg);

Grupo 5: Recebeu CNF (5mg/kg);

Grupo 6: Recebeu MWCNT (1mg/kg);

Grupo 7: Recebeu MWCNT (5mg/kg);

Grupo8: Recebeu CNR (1mg/kg);

Grupo9: Recebeu CNR (5mg/kg);

Grupo 10: Recebeu Quartzo (1mg/kg); [controlo positivo]

Grupo 11: Recebeu Quartzo (5mg/kg) [controlo positivo]

Colheita de líquido de lavagem broncoalveolar (BAL) e análises bioquímicas

O fluido BAL (15-20 ml) foi recolhido de todos os ratos não tratados e expostos a partículas às 24 h, 1 semana, 1 mês e 3 meses após os períodos de instilação (Warheit *et al.*, 2004). Os pulmões dos ratos simulados e expostos a partículas foram lavados com uma solução PBS aquecida, conforme descrito anteriormente (Warheit *et al.*, 1991). Resumidamente, os pulmões foram removidos da cavidade torácica e lavados com uma solução de PBS que tinha sido aquecida a 37°C. Foi utilizada uma seringa de 10 ml para encher os pulmões com 8 ml de PBS por lavagem. Os pulmões foram suavemente manipulados após a inserção do PBS e durante a retirada do líquido de lavagem. Os primeiros 12 ml recuperados de fluidos lavados foram utilizados para análises de fluidos BAL, e 30 ml adicionais foram recolhidos para contagens de células e diferenciais. O número de animais utilizados em cada grupo em cada período de pós-exposição foi de seis (n=6).

Todos os ensaios bioquímicos foram efectuados nos fluidos BAL para estimar a desidrogenase láctica (LDH), a fosfatase alcalina (ALP) e a proteína do fluido de lavagem e a extensão dos produtos de peroxidação lipídica (malondialdeído, MDA).

Recolha de pulmões de ratos expostos a partículas

Os pulmões dos ratos expostos às partículas foram recolhidos de todos os grupos acima referidos às 24 horas, 1 semana, 1 mês e 3 meses após a instilação. Grupos adicionais de animais foram instilados com os tipos de partículas acima referidos, bem como com PBS-Tween. Estes estudos foram dedicados à análise do tecido pulmonar e a avaliações histopatológicas do trato respiratório inferior. À semelhança dos estudos do fluido BAL, as avaliações histopatológicas dos pulmões foram efectuadas em períodos de recuperação de 24 horas, 1 semana, 1 mês e 3 meses

Métodos de análise

Todos os ensaios bioquímicos foram efectuados em fluidos BAL para a estimativa da desidrogenase láctica (Ecoline, Merck, Mumbai, Índia), fosfatase alcalina (ALP; Autospan, Span diagnostics Ltd, Índia) utilizando o respetivo método de kit de diagnóstico e proteínas totais (Lowry *et al.*, 1951) e extensão do produto de peroxidação lipídica (MDA) utilizando o método descrito em Ohkawaka *et al.*, (1979).

A lactato desidrogenase é uma enzima citoplasmática e é utilizada como indicador de lesão celular. A atividade da fosfatase alcalina é uma medida da atividade secretora das células epiteliais alveolares do tipo II e o aumento da atividade da ALP nos fluidos do LBA é considerado um indicador de toxicidade das células do tipo II. Os aumentos nas concentrações de proteínas no fluido do LBA foram geralmente consistentes com uma maior permeabilidade das proteínas vasculares nas regiões alveolares. A medição da peroxidação lipídica é utilizada para investigar o processo de danos celulares induzidos por radicais livres.

Os procedimentos pormenorizados para a estimativa de vários parâmetros bioquímicos foram os seguintes

Estimativa da atividade da lactato desidrogenase

A LDH é uma enzima intracelular que contém zinco e que está envolvida na oxidação reversível do piruvato em lactato, no ciclo glicolítico. A taxa de diminuição da concentração de NADH é determinada fotometricamente e é diretamente proporcional à atividade da LDH no material de amostra. A velocidade da reação é determinada por uma diminuição da absorvância a 340 nm resultante da oxidação do NADH (Varley *et al.*, 1980).

Reagentes:

1. Tampão fosfato pH 7,4 - 50 mmol/l e piruvato- 0,6mmol/l
2. Tampão de bens (NADH) 0,18mmol/l com pH 9,6

Reagente de trabalho: Misturar o reagente 1 e o reagente 2 na proporção de 4+1.

Procedimento: A 1 ml de reagente de trabalho, foram adicionados 0,1 ml de soro / líquido de BAL e misturados. Após 1 minuto, ler a diminuição da absorvância a cada minuto durante 3 minutos utilizando o espetrofotómetro UV a 340 nm. Calcular a atividade da LDH na amostra de teste utilizando a seguinte equação,

Atividade da LDH (UI/L) = ΔA/min * 8095.

Uma Unidade Internacional (UI) de LDH é a enzima que 59xidiza um micromole de NADH por minuto a 25° C em tampão fosfato 0,1 M com pH 7,4.

Estimativa da atividade da fosfatase alcalina (ALP)

A pH 10,3, a ALP catalisa a hidrólise do p-Nitrofenil Fosfato incolor (pNPP) em p-Nitrofenol e fosfato de cor amarela. A alteração da absorvância devida à formação da cor amarela é medida cineticamente a 405 nm e é proporcional à atividade da ALP na amostra.

Fosfato de p-nitrofenilo + água $\xrightarrow{ALP}$ p-Nitrofenol + fosfato

Reagentes:

1. Tampão AMP (2-amino-2-metil-1 propanol) constituído por AMP (300 mM), acetato de magnésio (2mM), sulfato de zinco (0,8mM) e quelante (qs).
2. Substrato pNPP (pNPP + estabilizador) 10mM

Reagente de trabalho: Misturar 1 frasco de reagente 2 + 5,5 ml de reagente 1.

Procedimento: A 1 ml de reagente de trabalho, foram adicionados 0,1 ml de soro / líquido de BAL e misturados. Após 1 minuto, ler a diminuição da absorvância a cada minuto durante 3 minutos utilizando o espetrofotómetro UV a 405 nm. Calcular a atividade da ALP na amostra de teste utilizando a seguinte equação

Atividade da ALP (UI/L) = ΔA/min * 2712.

Estimativa das proteínas totais

O teor de proteínas totais do líquido do LBA foi estimado pelo método de (Lowry *et al.,* 1951). As proteínas formam um complexo cromóforo com o reagente de fenol, que foi medido a 610 nm.

Reagentes:

1. Reagente alcalino: 2 g de carbonato de sódio foram adicionados a 100 ml de solução de hidróxido de sódio 0,1N.
2. Mistura alcalina: A 100 ml de reagente alcalino adicionou-se 1 ml de solução aquosa de sulfato de cobre a 4%, preparada de fresco.
3. Reagente de fenol (Reagente de Folin e Ciocalteu): Diluir 0,5 ml de reagente de fenol em 4 ml de água destilada antes da utilização e armazenar no frigorífico.

Procedimento: A 0,1 ml de fluido de BAL foi adicionado 1 ml de reagente de mistura alcalina e mantido durante 10 minutos e, em seguida, foram adicionados 4 ml de reagente de fenol, aquecidos a 55° C durante 5 minutos para o desenvolvimento da cor e, em seguida, arrefecidos durante 1 minuto. A leitura foi efectuada contra o branco a 610 nm utilizando o espetrofotómetro. O teor de proteínas foi calculado a partir da curva padrão preparada com albumina de soro bovino e expresso em termos de gm/ml.

Estimativa dos peróxidos lipídicos

A quantidade de produtos de peroxidação lipídica presentes no fluido do LBA foi estimada pelo método das substâncias reactivas ao ácido tiobarbitúrico (TBARS) (Ohkawaka *et al.,* 1979), que mede os produtos reactivos do MDA utilizando espetroscopia UV-Visível.

Princípio: A reação do ácido tiobarbitúrico (TBA) com o MDA, um produto secundário da peroxidação lipídica, tem sido amplamente adoptada como um método de ensaio sensível para a medição da peroxidação lipídica em fluidos biológicos. É amplamente utilizado como um índice do grau de progressão da peroxidação lipídica. Uma vez que o procedimento de ensaio estima a quantidade de substâncias reactivas ao TBA, por exemplo, MDA, é também referido como teste TBARS (substância reactiva ao ácido tiobarbitúrico).

Procedimento: A 0,5 ml de soro / fluido de BAL foram adicionados 0,5 ml de ácido tricloroacético (TAC) a 30% para precipitar as proteínas e agitados em vórtice durante 30 segundos. Após centrifugação a 3000 rpm durante 10 min, foi recolhido um sobrenadante límpido. Ao sobrenadante, foram adicionados 500µl de solução de TBA a 1% e 500µl de água e esta solução foi aquecida durante 1 hora a 98° C. Arrefecer as soluções à temperatura ambiente e mantê-las em gelo durante 5 minutos. Em seguida, ler a cor rosa a 532 nm utilizando o espetrofotómetro. O gráfico padrão foi traçado utilizando TEP (1, 1, 3, 3-tetra etoxi propano).

Colheita de amostras de sangue

As amostras de sangue foram colhidas por punção do seio retro-orbital, sob anestesia ligeira com éter, de todos os grupos de animais às 24 horas, 1 semana, 1 mês e 3 meses após a instilação i.t. de nanopartículas de carbono e o soro foi obtido por centrifugação imediata das amostras de sangue utilizando a centrífuga de arrefecimento BIOFUGE a 3000 rpm durante 10 minutos à temperatura ambiente. Todas as amostras foram armazenadas a -20 °C até à análise. Todas as amostras de sangue foram utilizadas para estimar o stress oxidativo e o estado anti-oxidativo utilizando os seguintes parâmetros.

Estimativas da peroxidação lipídica

A peroxidação lipídica refere-se à degradação oxidativa dos lípidos. É o processo em que os radicais livres "roubam" electrões dos lípidos nas membranas celulares, resultando em danos celulares. Este processo ocorre através de um mecanismo de reação em cadeia dos radicais livres. Afecta mais frequentemente os ácidos gordos polinsaturados, uma vez que estes contêm múltiplas ligações duplas entre as quais se encontram pontes de metileno (- CH_2 -) que possuem hidrogénios especialmente reactivos. Como em qualquer reação radicalar, a reação consiste em três etapas principais: iniciação, propagação e terminação. A quantidade de produtos de peroxidação lipídica presentes nas amostras de soro/fluido pleural foi estimada pelo método das substâncias reactivas ao ácido tiobarbitúrico (TBARS) (Ohkawaka *et al.*, 1979), que mede os produtos reactivos do MDA utilizando espetroscopia UV-Visível.

Princípio: A reação do ácido tiobarbitúrico (TBA) com o malondialdeído, um produto secundário da peroxidação lipídica, tem sido amplamente adoptada como um método de ensaio sensível para a medição da peroxidação lipídica em fluidos biológicos. É amplamente utilizado como um índice do grau de progressão da peroxidação lipídica. Uma vez que o procedimento de ensaio estima a quantidade de substâncias reactivas ao TBA, por exemplo, MDA, é também referido como teste TBARS (substância reactiva ao ácido tiobarbitúrico).

Procedimento: A 0,5 ml de soro / fluido de BAL foram adicionados 0,5 ml de ácido tricloroacético (TCA) a 30% para precipitar as proteínas e agitados em vórtex durante 30 segundos. O sobrenadante límpido foi recolhido após centrifugação a 3000 rpm durante 10 min. Ao sobrenadante, foram adicionados 500µl de solução de TBA a 1% e 500µl de água e esta solução foi aquecida durante 1 hora a 98° C. Arrefecer as soluções à temperatura ambiente e mantê-las em gelo durante 5 minutos. Em seguida, ler a cor rosa a 532 nm utilizando o espetrofotómetro. O gráfico padrão foi traçado utilizando TEP (1,1,3,3-tetra etoxi propano).

Estimativa da superóxido dismutase

Irwin Fridovich e Joe McCord descobriram a atividade da superóxido dismutase. As SOD's eram anteriormente conhecidas como um grupo de metaloproteínas com função desconhecida (McCord, 1988). Assim, constituem uma importante defesa antioxidante em quase todas as células expostas ao oxigénio. Três formas de superóxido dismutase estão presentes nos seres humanos, em todos os outros mamíferos e na maioria dos cordados. A SOD1 está localizada no citoplasma, a SOD2 na mitocôndria e a SOD3 é extracelular. A primeira é um dímero (composto por duas unidades), enquanto as outras são tetrâmeros (quatro subunidades). A SOD1 e a SOD3 contêm cobre e zinco, enquanto a SOD2, a enzima mitocondrial, tem manganês no seu centro reativo. Os genes estão localizados nos cromossomas 21, 6 e 4, respetivamente (21q22.1, 6q25.3 e 4p15.3-p15.1). A SOD tem uma poderosa atividade antinflamatória. Por exemplo, a SOD é altamente eficaz no tratamento da inflamação do cólon na colite experimental (Segui *et al.,* 2004).

Princípio: Neste ensaio, os radicais livres são gerados pela foto-oxidação da *o-dianisidina* sensibilizada pela riboflavina. A foto-oxidação da O-dianisidina envolve uma série complexa de reacções em cadeia de radicais livres que envolvem o anião superóxido ($O_2^{\bullet -}$)como série de propagação. Um composto geral de eliminação de radicais livres tem um efeito inibidor nesta reação, levando a uma diminuição da dianisidina oxidada mensurável por espetrofotómetro UV/visível. Em contrapartida, qualquer composto que elimine especificamente o$O_2^{\bullet -}$ removerá o$O_2^{\bullet -}$ das etapas 3 e 4, aumentando assim a quantidade de dianisidina oxidada e, por conseguinte, terá um efeito de aumento nesta reação. Este ensaio pode assim ser utilizado para determinar se um composto é um radical livre geral ou um sequestrador específico do anião superóxido. Uma substância sem atividade de eliminação de radicais livres não terá qualquer efeito no ensaio.

Foto-oxidação da *o-dianisidina*:

1. $Rb + h\nu \longrightarrow Rb^{\bullet}$
2. $Rb^{\bullet} + DH_2 \longrightarrow RbH^{\bullet} + DH^{\bullet}$
3. $RbH^{\bullet} + O_2 \longrightarrow Rb + O_2^{\bullet -} + H^+$
4. $DH^{\bullet} + O_2^{\bullet -} + H^+ \longrightarrow DH_2 + O_2$
5. $DH^{\bullet} + DH^{\bullet} \longrightarrow D + DH_2$
6. $O_2^{\bullet -} + O_2^{\bullet -} \xrightarrow{SOD} H_2O_2$

Rb=Riboflavina; hv=energia do fotão de luz; Rb*= riboflavina expulsa; *DH2=o-dianisidina*; o2* = anião superóxido; D=produto formado por foto-oxidação medido a 460nm

Procedimento de extração: Foram lisados 3 ml de concentrado de células sanguíneas através da adição de igual volume de água desionizada fria. A hemoglobina foi então precipitada pela adição de clorofórmio: etanol (1,5:1). Esta solução foi diluída com 500µl de água e centrifugada durante 15 minutos a 3000 rpm. O sobrenadante contendo SOD foi retirado para a medição da sua atividade.

Procedimento de ensaio: Adicionou-se 0,88 ml de solução de riboflavina ($1,3 \times 10^{-5}$ M em tampão de fosfato de potássio 0,01 M, pH 7,5) a 60 µl de solução de O-dianisidina (10^{-2} M em etanol) e a esta adicionou-se 100 µl de SOD separada e límpida e mediu-se a densidade ótica a 460 nm. Em seguida, a cuvete com a mistura reacional foi transferida para a caixa de iluminação, iluminada durante 4 minutos, e a densidade ótica foi novamente medida em relação a um branco contendo etanol em vez de enzima. Determinou-se a alteração da densidade ótica. O teor de SOD foi determinado a partir do gráfico padrão preparado com SOD bovina pura.

Estimativa da catalase

A catalase é uma enzima comum encontrada em quase todos os organismos vivos expostos ao oxigénio (como vegetais, frutas ou animais). Catalisa a decomposição do peróxido de hidrogénio em água e oxigénio. É uma enzima muito importante na proteção da célula contra os danos oxidativos causados por espécies reactivas de oxigénio. Do mesmo modo, a catalase tem um dos números de rotação mais elevados de todas as enzimas; uma molécula de catalase pode converter aproximadamente 5 milhões de moléculas de peróxido de hidrogénio em água e oxigénio por segundo. A catalase é um tetrâmero de quatro cadeias polipeptídicas, cada uma com mais de 500 aminoácidos. Contém quatro grupos heme de porfirina (ferro) que permitem à enzima reagir com o peróxido de hidrogénio. O pH ótimo da catalase humana é aproximadamente 7 e tem um máximo bastante amplo (a velocidade de reação não se altera sensivelmente a um pH entre 6,8 e 7,5).

Embora o mecanismo completo da catalase não seja atualmente conhecido, pensa-se que a reação ocorre em duas fases:

H_2O_2 + Fe (III)-E → H_2O + O=Fe (IV)-E(.+)

H_2O_2 + O=Fe (IV)- E(.+) → H_2O + Fe(III)-E + O_2

Aqui Fe (-)-E representa o centro de ferro do grupo heme ligado à enzima. Fe (IV)-E (+) é uma forma mesomérica de Fe(V)-E, o que significa que o ferro não é completamente oxidado a +V, mas recebe alguns "electrões de suporte" do ligando heme. Este heme tem de ser retirado como um catião radicalar (+).

A absorvância de uma solução de peróxido de hidrogénio pode ser facilmente medida a 240 nm. Na decomposição do peróxido de hidrogénio pela catalase, a absorvância diminui com o tempo. A atividade enzimática pode ser determinada a partir desta diminuição.

Reagentes:

1) Tampão fosfato de potássio (65 mM, p^H 7.8): 2 g de di-hidrogenofosfato de potássio (KH2PO4) e 11,23 g de hidrogenofosfato dipotássico (K2HPO4) foram dissolvidos em 250 ml e 1 litro de água destilada, respetivamente. O pH^H foi ajustado para 7,8 com KH2PO4.

2) Solução de peróxido de hidrogénio (7,5 mM): 21 microlitros de solução comercial de peróxido de hidrogénio (30%) foram completados até 100 ml com água destilada.

Procedimento: Foram adicionados 2,5 ml de tampão fosfato a 0,1 ml de soro/líquido pleural e incubados a 25° C durante 30 minutos. Após transferência para uma cuvete, a absorvância foi medida a 240 nm, tendo sido adicionados 650 µl de solução de peróxido de hidrogénio para iniciar a reação. A alteração da absorvância foi medida durante 3 minutos. Foi calculada a alteração média da absorvância por minuto para cada ensaio e os resultados foram expressos em termos de UI/ml de soro/líquido pleural.

Uma unidade internacional de catalase é a enzima que decompõe um µM de peróxido de hidrogénio por minuto a 25° C.

Estimativa do glutatião

A GSH é um importante antioxidante em plantas, animais, fungos e algumas bactérias e archaea, prevenindo danos em componentes celulares importantes causados por espécies reactivas de oxigénio, tais como radicais livres e peróxidos (Pompella *et al.,* 2003). Trata-se de um tripeptídeo com uma ligação peptídica agama entre o grupo carboxilo da cadeia lateral do glutamato e o grupo amina da cisteína (que está ligado por uma ligação peptídica normal a uma glicina). Os grupos tiol são agentes redutores, existindo numa concentração de aproximadamente 5 mM nas células animais. O glutatião reduz as ligações dissulfureto formadas nas proteínas citoplasmáticas às cisteínas, servindo como dador de electrões. Neste processo, o glutatião é convertido na sua forma oxidada, o dissulfureto de glutatião (GSSG), também designado por L-(-)-glutatião. Uma vez oxidado, o glutatião pode ser novamente reduzido pela glutatião redutase, utilizando o NADPH como dador de electrões. O rácio entre o glutatião reduzido e o glutatião oxidado nas células é frequentemente utilizado como medida da toxicidade celular. O glutatião forma um complexo colorido com o DTNB, que é medido espectrofotometricamente (Beulter *et al.,* 1969).

Reagentes:

1) **Tampão fosfato de sódio (0,3 M) p^H 8:** Foram preparados em água bidestilada di-hidrogenofosfato de sódio (NaH_2PO_4) 0,3 M 4,68 gms/100 ml e hidrogenofosfato dissódico (Na_2HPO_4) 0,3 M 5,33 gms/100 ml. À solução de hidrogenofosfato

dissódico 0,3 M, foi adicionada uma quantidade suficiente de solução de di-hidrogenofosfato de sódio 0,3 M para obter uma solução tampão de fosfato p^H 8 utilizando o medidor p^H .

2) **Reagente DTNB 5-5'(ácido ditiobis-2-nitrobenzóico):** 39,6 mg de DTNB foram dissolvidos em 100 ml de solução de citrato de sódio a 1% para obter uma concentração de 1 mM. O citrato de sódio foi selecionado por conveniência, uma vez que o seu p^H era adequado tanto para a solubilidade como para a estabilidade do reagente. O DTNB manteve-se estável neste meio durante 13 semanas no frigorífico.

Procedimento: A 0,5 ml de sangue citratado, adicionou-se 0,5 ml de solução de ácido tricloroacético (TCA) a 5% para precipitar as proteínas e centrifugou-se a 3000 rpm durante 20 minutos. A 0,1 ml de sobrenadante, adicionou-se 1 ml de tampão de fosfato de sódio e 0,5 ml de reagente DTNB. A absorvância da cor amarela desenvolvida foi medida a 412 nm. O teor de glutatião foi determinado a partir de um gráfico padrão, utilizando glutatião puro.

Estimativa do estado antioxidante total

Um antioxidante é uma molécula que inibe a oxidação de outras moléculas. A oxidação é uma reação química que transfere electrões ou hidrogénio de uma substância para um agente oxidante. As reacções de oxidação podem produzir radicais livres. Por sua vez, estes radicais podem iniciar reacções em cadeia. Quando a reação em cadeia ocorre numa célula, pode causar danos ou a morte da célula. Os antioxidantes terminam estas reacções em cadeia removendo os radicais livres intermediários e inibem outras reacções de oxidação. Fazem-no ao serem eles próprios oxidados, pelo que os antioxidantes são frequentemente agentes redutores como os tióis, o ácido ascórbico ou os polifenóis (Helmut, 1997).

Para a estimativa do estado antioxidante total, utilizámos um radical livre estável α,α-difenil-β-picril hidrazil (DPPH), na concentração de 0,2 mM em metanol (Blios, 1958). 0,1 ml de soro/líquido pleural foi desproteinado pela adição de 1 ml de metanol, agitado em vórtice durante 30 segundos e depois centrifugado a 3000 rpm durante 30 minutos para separar as proteínas. Ao sobrenadante límpido foram adicionados 1,5 ml de metanol e 0,5 ml de solução de DPPH, bem misturados, e a absorvância foi lida a 517 nm em relação a um branco, preparado de forma idêntica, mas sem a adição de soro / líquido pleural.

O ácido ascórbico foi utilizado como padrão de referência. O gráfico padrão foi traçado utilizando diferentes concentrações de ácido ascórbico e os valores do estado antioxidante foram expressos em termos de nM de ácido ascórbico.

Análise estatística

Para análise, cada um dos valores experimentais foi comparado com o valor correspondente do controlo simulado para cada momento. Uma análise de variância (ANOVA) unidirecional e o teste de Bartlett foram calculados para cada tempo de amostragem. Quando o teste *F* da ANOVA foi significativo, foi utilizado o teste de Dunnett para comparar as médias do grupo de controlo e de cada um dos grupos expostos a partículas. A significância foi avaliada a um nível de probabilidade de 0,05.

Todos os valores experimentais foram expressos como média±DP e foram comparados com o valor do controlo simulado em cada momento. A análise de variância de uma via (ANOVA) e o teste de Dunnett foram utilizados para comparar as médias do grupo de controlo e de cada um dos grupos expostos a partículas e a significância estatística foi avaliada ao nível de probabilidade de 0,05. A significância foi indicada por: $^{*}p<0,05$, $^{a}p<0,01$, $^{\#}p<0,001$ versus controlo (n=6).

RESULTADOS

A instilação intra-traqueal (i.t.) de todas as nanopartículas de carbono não produz qualquer mortalidade nos ratos. As nanopartículas de carbono estavam bem dispersas no meio e a sonicação da suspensão evita a aglomeração da necrose.

ANÁLISE DO FLUIDO DE BAL

Níveis de LDH

À semelhança do quartzo, as exposições de CNF, MWCNT e CNR a ratos resultaram num aumento transitório, dependente da dose, dos valores de LDH no fluido do LBA às 24 horas após o período de exposição, tendo diminuído gradualmente noutros períodos de tempo (1 semana, 1 mês e 3 meses) (Quadro 6). O aumento dos níveis de lactato desidrogenase no fluido do LBA às 24 horas, 1 semana, 1 mês e 3 meses após a exposição ao CNF, MWCNT e CNR foi significativo com 1mg/kg ($p<0{,}01$) e 5mg/kg ($p<0{,}001$) em relação ao controlo. A exposição de ferro carbonílico a diferentes doses (1&5mg/kg) a ratos resultou numa alteração insignificante dos níveis de LDH no fluido do LBA em diferentes intervalos de pós-exposição

Tabela 6. Níveis de LDH no fluido do LBA (UI/L) em ratos (Média±SD)

Group	Post instillation period			
	1 Day	1 Week	1 Month	3 Months
PBS+1%Tween 80	4.52±1.65	3.98±1.76	3.46±1.13	3.18±1.26
C Iron 1 mg/kg	4.87±1.12	4.42±2.04	3.96±1.31	3.41±1.39
C Iron 5 mg/kg	5.21±1.48	4.98±1.14	4.24±1.42	3.88±0.93
CNF 1mg/kg	29.76±4.08	22.59±5.80	11.41±3.09	9.14±2.54
CNF 5mg/kg	98.34±13.94	75.43±11.40	38.98±8.14	15.58±3.51
MWCNT 1mg/kg	19.56±3.08	16.59±3.80	9.41±2.09	7.14±1.54
MWCNT 5mg/kg	88.34±11.94	63.43±9.40	31.68±6.14	12.52±2.51
CNR 1mg/kg	14.39±1.41	10.95±1.26	8.02±2.08	6.77±1.31
CNR 5mg/kg	61.54±4.99	46.05±4.34	24.32±3.72	9.58±2.23
Quartz 1mg/kg	10.71±2.52	8.25±2.26	7.11±3.30	5.76±2.47
Quartz 5mg/kg	83.12± 25.12	68.14± 22.82	19.74± 4.41	8.58± 2.98

Níveis de fosfatase alcalina (ALP)

A exposição de ratos a diferentes doses de CNF, MWCNT e CNR produziu um aumento transitório, dependente da dose, dos níveis de ALP no fluido do LBA às 24 horas após a exposição, tendo diminuído gradualmente noutros períodos de tempo (Tabela 7). À semelhança do quartzo, os valores de ALP no fluido do LBA às 24 horas, 1 semana, 1 mês e 3 meses após a exposição ao CNF foram significativamente mais elevados com as doses de 1mg/kg ($p<0,01$) e 5mg/kg ($p<0,001$) do que nos ratos do controlo simulado. Não foram observadas alterações significativas nos níveis de ALP no BAL com a exposição ao ferro carbonílico em diferentes doses (1 e 5 mg/kg). Estes resultados sugerem que a exposição por instilação intratraqueal destes tipos de partículas produziu uma resposta inflamatória pulmonar a curto prazo.

Tabela 7. Níveis de ALP no fluido do LBA (UI/L) em ratos (Média±SD)

Group	Post instillation period			
	1 Day	**1 Week**	**1 Month**	**3 Months**
PBS+1%Tween 80	4.79±0.47	3.91±0.46	3.83±0.26	3.62 ±1.23
C Iron 1 mg/kg	4.83±0.36	4.13±0.13	3.79±0.45	3.65±0.56
C Iron 5 mg/kg	4.97±0.47	4.36±0.36	4.04±0.36	3.81±0.16
CNF 1mg/kg	9.19±0.94	8.76±0.84	8.65±0.47	8.43±0.17
CNF 5mg/kg	16.52±1.32	13.96±0.78	12.89±0.79	11.13±1.69
MWCNT 1mg/kg	8.86±0.87	8.64±0.78	8.45±0.79	7.93±0.69
MWCNT 5mg/kg	14.88±0.56	13.26±0.25	12.74±0.15	10.83±.48
CNR 1mg/kg	8.35±0.45	8.28±1.23	7.72±1.12	7.36±0.47
CNR 5mg/kg	13.01±0.14	12.82±0.48	11.56±0.46	9.42±0.13
Quartz 1mg/kg	9.56±0.13	7.53±0.46	6.92±1.45	6.67±0.89
Quartz 5mg/kg	13.45±1.05	10.68±1.02	9.88±0.16	9.14±79

Níveis de proteínas totais

Também se observou um aumento transitório (p<0,001) dos níveis de microproteínas (MTP) no fluido do LBA nos pulmões expostos a nanopartículas de carbono e nos ratos expostos a quartzo no período de 24 horas, que diminuiu gradualmente nos períodos de uma semana, um mês e três meses (Tabela 8). O aumento dos níveis de MTP foi mais significativo com 5 mg/kg destes ratos expostos a nanopartículas de carbono. À semelhança do quartzo, doses mais baixas de CNR (1 mg/kg) não produzem qualquer alteração significativa (p>0,05) nos níveis de MTP do BAL.

Tabela 8. Níveis de Poteína no fluido do LBA (µg/mL) em ratos (Média±SD)

Group	Post instillation period			
	1 Day	**1 Week**	**1Month**	**3Months**
PBS+1%Tween 80	595.12±25.13	572.35±21.14	547.86±15.36	521.27±13.96
C Iron (1 mg/kg)	606.41±15.23	589.28±24.96	562.92±14.39	543.33±17.23
C Iron (5 mg/kg)	611.29±18.64	602.37±36.00	587.12±16.98	551.00±15.64
CNF 1mg/kg	889.36±19.12	757.42±17.26	683.34±25.36	643.33±22.95
CNF 5mg/kg	1436.29±40.16	1288.58±35.12	891.52±27.48	833.49±26.34
MWCNT 1mg/kg	845.69±24.12	732.38±23.45	661.44±22.96	625.13±21.82
MWCNT 5mg/kg	1387.35±37.46	1255.19±36.48	863.39±24.95	806.26±26.34
CNR 1mg/kg	718.32±25.12	706.15±25.36	637.42±21.36	605.51±25.34
CNR 5mg/kg	1237.42±39.46	1159.83±32.45	780.55±28.36	751.69±26.83
Quartz 1mg/kg	691.42±32.15	673.18±16.41	641.54±23.45	623.87±19.36
Quartz 5mg/kg	1294.19±38.15	1216.67±36.25	878.46±19.68	802.53±27.28

Extensão da peroxidação lipídica - estimativa de MDA

A extensão da peroxidação lipídica (MDA; Malondialdeído) no fluido BAL foi estimada em todos os períodos pós-exposição. As exposições de nanopartículas de carbono a ratos resultaram num aumento transitório dependente da dose ($p<0,001$) dos valores de MDA no fluido BAL às 24 horas após o período de exposição, tendo diminuído gradualmente noutros períodos de tempo (1 semana, 1 mês e 3 meses) (Quadro 9) após o período de exposição.

Tabela 9. Níveis de MDA no fluido do LBA (nM) em ratos (Média±SD)

Group	Post instillation period			
	1 Day	1 Week	1Month	3Months
PBS+1%Tween 80	0.91±0.25	0.74±0.45	0.56±0.12	0.52±0.75
C Iron 1 mg/kg	1.01±0.23	0.97±0.12	0.81±0.23	0.58±0.74
C Iron 5 mg/kg	1.29±0.54	1.42±0.23	0.97±0.65	0.72±0.16
CNF 1mg/kg	3.15±0.64	3.54±0.12	3.29±0.12	2.96±0.47
CNF 5mg/kg	3.91±0.34	4.23±0.23	3.74±1.02	3.36±0.45
MWCNT 1mg/kg	2.99±0.25	3.35±0.65	3.11±0.98	2.65±0.25
MWCNT 5mg/kg	3.78±0.98	3.92±0.45	3.48±0.78	3.31±0.65
CNR 1mg/kg	2.73±0.47	2.91±1.02	2.66±0.56	2.31±0.34
CNR 5mg/kg	3.45±0.56	3.51±0.47	3.01±0.36	2.75±0.14
Quartz 1mg/kg	2.79±0.47	2.88±0.78	2.63±0.98	2.19±1.34
Quartz 5mg/kg	3.19±1.23	3.42±0.46	3.23±0.46	3.02±0.65

ESTUDOS HISTOPATOLÓGICOS

Todas as secções seguintes foram coradas com heamatoxilina e eosina, mostradas ao microscópio de luz com uma ampliação de 10x40.

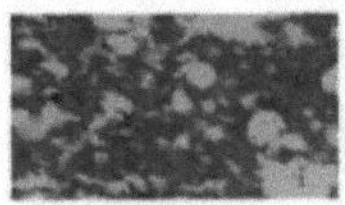

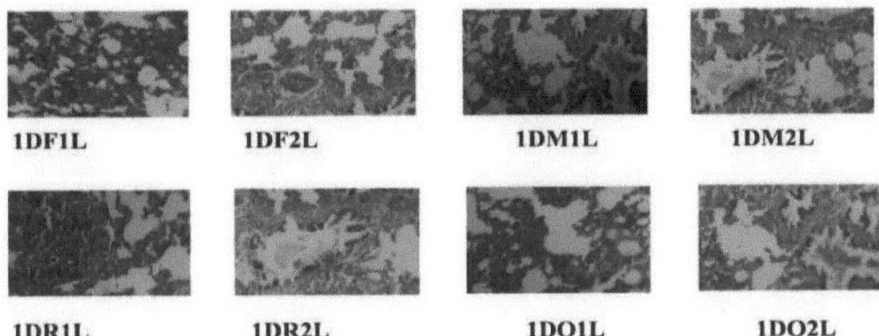

Figura 11. Micrografia de luz do tecido dos pulmões de ratos 1 dia após a instilação de exposição a nanopartículas de carbono ; Controlo: Controlo PBS+1% Tween 80; 1DF1L: CNF (1mg/kg);1DF2L: CNF (5mg/kg) 1DM1L: MWCNT(1mg/kg); 1DM2L: MWCNT (5mg/kg); 1DR1L: CNR(1mg/kg); 1DR2L: CNR (5mg/kg) ;1DQ1L: Quartzo (1mg/kg); 1DQ2L:Quartzo (5mg/kg).

1DF1L: A secção mostra múltiplas secções de pulmões que apresentam um estroma composto por alvéolos com dilatação irregular ligeira das paredes e, ocasionalmente, infiltrado inflamatório peri-vascular, na sua maioria células mononucleares.

1DF2L: A secção mostra uma dilatação irregular aumentada dos alvéolos e rutura das paredes alveolares, com as células de revestimento a mostrarem uma polaridade basal ligeiramente alterada e ocasionalmente células inflamatórias.

1DM1L: A secção mostra uma dilatação irregular aumentada dos alvéolos e rutura das paredes alveolares, células de revestimento com polaridade basal ligeiramente alterada, células inflamatórias ocasionais e aumento do tampão mucoso com estratificação aumentada das células inflamatórias.

1DR1L: A secção mostra a existência de muitos infiltrados inflamatórios, na sua maioria células mononucleares, com formação ocasional de centros germinais.

1DR2L: A secção mostra uma dilatação irregular aumentada dos alvéolos, estes alvéolos apresentam uma estratificação aumentada com polaridade basal alterada e diminuição dos infiltrados mínimos no estroma.

1DQ1L: Distúrbio irregular das paredes alveolares e infiltrados mononucleares.

1DQ2L: Dilatação irregular anormal dos alvéolos com aumento da estratificação das células de revestimento alveolar, alteração da relação n: c e aumento dos tampões de muco.

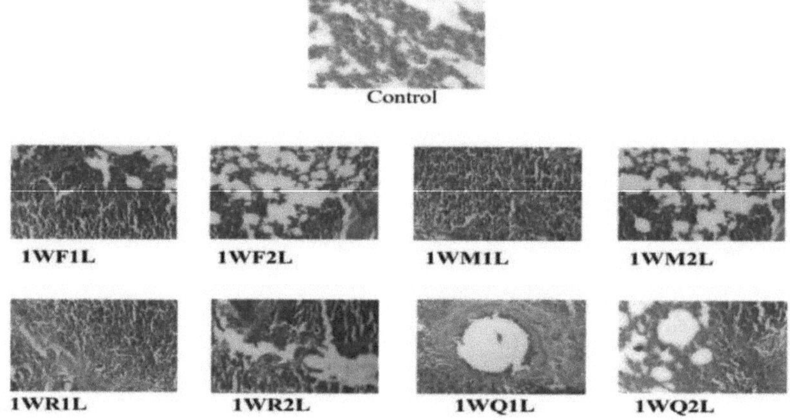

Figura 12. Micrografia de luz do tecido dos pulmões de ratos 1 semana após a instilação de exposição a nanopartículas de carbono; Controlo: Controlo PBS+1% Tween 80; 1WF1L: CNF (1mg/kg); 1WF2L: CNF (5mg/kg); 1WM1L: MWCNT (1mg/kg); 1WM2L: MWCNT (5mg/kg); 1WR1L: CNR (1mg/kg); 1WR2L: CNR (5mg/kg); 1WQ1L: Quartzo (1mg/kg); 1WQ2L: Quartzo (5mg/kg).

1WF1L: O estroma apresenta infiltrados mononucleares aumentados, maioritariamente linfócitos.

1WF2L: A secção mostra um aumento dos infiltrados inflamatórios de linfócitos com perturbação das paredes alveolares, com algumas áreas a apresentarem rácios n: c alterados.

1WM1L: A secção mostra um aumento de células mononucleares de linfócitos com formação ocasional de centros germinais, rutura das paredes alveolares com células inflamatórias peri vasculares.

1WM2L: A secção mostra um aumento da disrupção irregular dos alvéolos e uma diminuição dos infiltrados mononucleares.

1WR1L: A secção mostra muitas células inflamatórias agudas e crónicas e infiltrados peri vasculares.

1WR2L: A secção mostra um aumento do infiltrado inflamatório de linfócitos e uma maior dilatação dos alvéolos com estratificação das células alveolares.

1WQ1L: A secção mostra um aumento do infiltrado inflamatório perivascular com colecções linfocíticas.

1WQ2L: A secção mostra uma perturbação ligeira a moderada dos alvéolos e infiltrados inflamatórios mínimos, principalmente linfócitos.

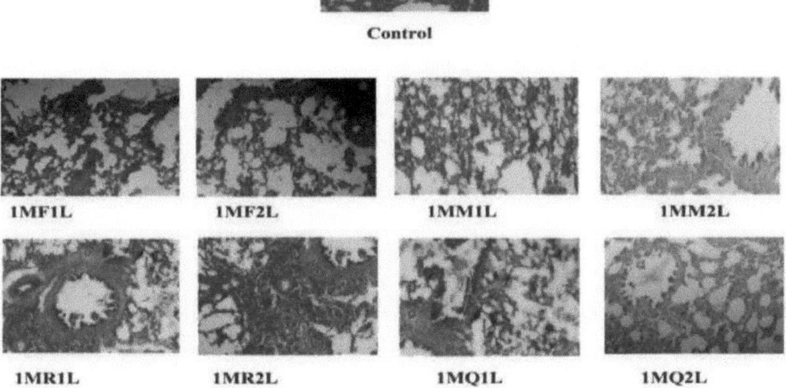

Figura 13. Micrografia de luz do tecido dos pulmões de ratos 1 mês após a instilação de exposição a nanopartículas de carbono ; Controlo: Controlo PBS+1% Tween 80; 1MF1L: CNF (1mg/kg); 1MF2L: CNF (5mg/kg) 1MM1L: MWCNT (1mg/kg); 1MM2L: MWCNT (5mg/kg); 1MR1L: CNR (1mg/kg); 1MR2L: CNR (5mg/kg) ;1MQ1L: Quartzo (1mg/kg); 1MQ2L:Quartzo (5mg/kg).

1MF1L: A secção mostra que o alvéolo tem células de revestimento normais com infiltrados linfocitários mínimos. As células de revestimento apresentam núcleos com faces basais e citoplasma claro.

1MF2L: A secção mostra uma dilatação irregular dos alvéolos com rutura das paredes alveolares e infiltrados perivasculares ocasionais.

1MM1L: A secção mostra alvéolos maioritariamente normais e dilatações irregulares ligeiras com infiltrados linfocíticos.

1MM2L: A secçãon mostra alvéolos normais com células de revestimento normais

1MR1L: A secção mostra células inflamatórias perivasculares aumentadas e áreas focais com infiltrados linfoplasmocíticos.

1MR2L: A secção mostra um infiltrado mononuclear aumentado com canais vasculares congestionados e rutura das paredes alveolares.

1MQ1L: A secção mostra um componente estromal normal com um mínimo de células inflamatórias.

1MQ2L: A secção mostra parênquima pulmonar normal, células inflamatórias ocasionais e áreas focais com infiltrados inflamatórios perivasculares.

ANÁLISE DO SANGUE

Níveis de MDA

A medição da peroxidação lipídica é utilizada para investigar o processo de danos celulares induzidos por radicais livres. Os níveis do produto de peroxidação lipídica (MDA) em ratos de controlo e expostos a nanopartículas de carbono ou partículas de quartzo em todos os períodos de pós-exposição foram apresentados na Tabela 10. À semelhança do quartzo, a exposição a estas nanopartículas de carbono produziu um aumento significativo dependente da dose ($p<0,001$) na quantidade de peróxidos lipídicos (MDA) após 24 horas de instilação, mas estes valores foram mais elevados na primeira semana de pós-exposição e diminuíram gradualmente nos períodos de um e três meses. Estes resultados indicam a elevada peroxidação lipídica às 24 horas e 1 semana de pós-exposição das nanopartículas.

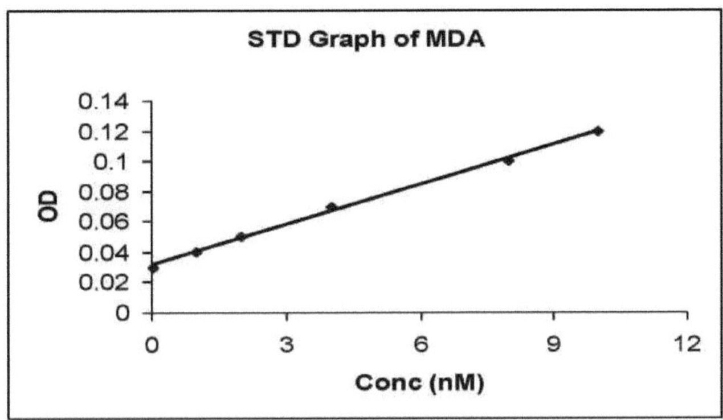

Figura 14. Gráfico padrão do tetra etoxi propano (TEP)

Tabela 10. Níveis séricos de MDA (nM) em ratos (Média±SD)

Group	Post instillation period			
	1 Day	1 Week	1 Month	3 Months
PBS+1%Tween 80	7.89 ±0.25	7.66±0.65	5.62±0.87	5.26±0.79
C Iron 1 mg/kg	7.89±0.68	7.84±0.24	5.73±0.96	5.32±0.85
C Iron 5 mg/kg	7.97±1.23	7.89±0.64	5.81±1.06	5.36±1.07
CNF 1mg/kg	11.09±0.98	12.97±1.25	9.42±1.35	6.98±0.94
CNF 5mg/kg	12.13±1.65	13.88±1.97	10.01±1.04	7.43±0.88
MWCNT 1mg/kg	10.71±0.94	12.82±0.84	9.21±0.79	6.81±1.06
MWCNT 5mg/kg	11.93±1.45	13.65±1.34	9.94±1.11	7.27±1.27
CNR 1mg/kg	10.16±1.11	12.37±0.98	8.55±0.91	6.32±1.39
CNR 5mg/kg	11.13±0.99	12.98±1.33	9.15±1.07	6.91±0.99
Quartz 1mg/kg	10.09±1.32	11.15±0.95	8.93±1.45	6.25±1.65
Quartz 5mg/kg	11.19±1.64	12.96±1.36	9.26±1.22	7.12±1.14

Níveis de glutatião

O glutatião é uma molécula ubíqua que contém sulfidrilo nas células e que é responsável pela manutenção da homeostase da oxidação-redução celular. As alterações na homeostase do glutatião podem ser monitorizadas como uma indicação de danos celulares. No presente estudo, os níveis de glutatião foram medidos em ratos de controlo e tratados com nanopartículas em todos os períodos pós-instilação e os resultados foram apresentados na Tabela 11.

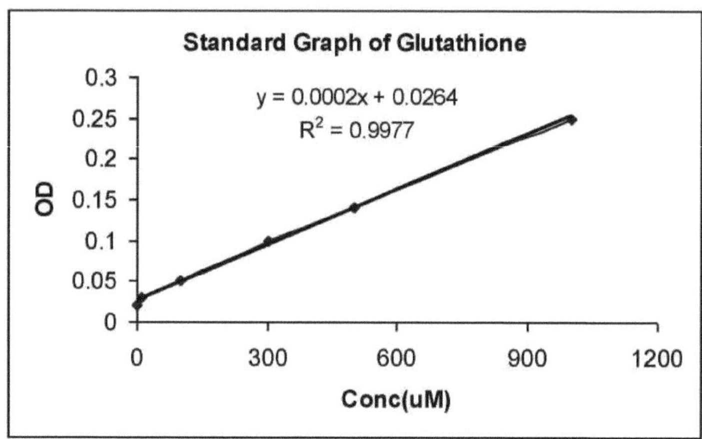

Figura 15. Gráfico padrão do glutatião

Observou-se uma depleção significativa (p<0,001) dependente da dose dos níveis de glutatião no sangue dos ratos expostos a nanopartículas de carbono e quartzo do que no grupo de controlo em todos os intervalos. Os níveis de glutatião foram significativamente reduzidos nos ratos expostos a partículas no período de 24 horas e aumentaram gradualmente nos períodos de uma semana, um mês e três meses após a exposição. Comparativamente, a CNF produziu uma depleção acentuada de glutatião do que as outras nanopartículas (p<0,001).

Tabela 11. Níveis séricos de glutatião (μM) em ratos (Média±SD)

Group	Post instillation period			
	1 Day	1 Week	1 Month	3 Months
PBS+1%Tween 80	392.18±10.35	473.35±16.23	541.76±19.32	549.31±21.36
C Iron 1 mg/kg	381.72 ±10.98	465.35±13.56	532.13±17.31	539.29±18.45
C Iron 5 mg/kg	375.33±11.14	457.62±14.32	513.16±14.25	502.47±16.85
CNF 1mg/kg	71.34±6.41	98.62±9.36	164.67±9.23	242.87±9.32
CNF 5mg/kg	59.71±4.25	72.88±6.32	115.91±6.21	198.45±7.34
MWCNT 1mg/kg	78.31±5.63	105.52±9.32	197.74±8.36	269.35±8.65
MWCNT 5mg/kg	62.17±4.85	93.68±6.12	135.63±4.56	208.46±6.45
CNR 1mg/kg	121.34±9.36	152.36±8.63	232.64±7.45	288.72±9.32
CNR 5mg/kg	91.45±5.41	121.77±5.32	159.42±6.12	233.68±7.56
Quartz 1mg/kg	116.34±8.46	149.76±4.23	223.88±9.56	295.91±10.23
Quartz 5mg/kg	88.00±6.45	126.35±5.31	165.63±7.32	229.14±8.54

Atividade da catalase

A catalase é uma enzima antioxidante que catalisa a decomposição do peróxido de hidrogénio (H2O2) em água e oxigénio. A acumulação de H2O2 pode resultar em danos celulares através da oxidação de proteínas, ADN e lípidos, resultando assim em morte celular e mutagénese. Neste trabalho, medimos os níveis de catalase em ratos de controlo e expostos a nanopartículas, em todos os períodos de pós-exposição, e foram apresentados na Tabela 12. Observou-se uma diminuição transitória, dependente da dose, dos níveis de catalase nos ratos expostos a nanopartículas de carbono e quartzo, em comparação com o grupo de controlo, no período de 24 horas, tendo aumentado gradualmente nos períodos de uma semana, um mês e três meses após a exposição. Comparativamente, o CNF produziu uma depleção acentuada da catalase do que as outras nanopartículas ($p<0,001$).

Tabela 12. Níveis séricos de catalase (UI/mL) em ratos (Média±SD)

Group	Post instillation period			
	1 Day	1 Week	1 Month	3 Months
PBS+1%Tween 80	50.16±3.26	49.53±2.31	47.82±3.12	46.59±5.12
C Iorn 1mg/ml	49.76±4.65	47.32±9.45	46.68±4.12	45.93±4.12
C Iorn 5mg/ml	47.32±7.23	45.79±3.45	43.61±6.52	42.98±1.02
CNF 1 mg/ml	22.19±1.05	17.81±6.32	10.65±6.12	20.36±3.12
CNF 5 mg/ml	18.26±2.34	13.32±2.35	9.13±1.23	16.74±2.13
MWCNT 1 mg/ml	24.21±6.45	18.36±3.14	12.18±3.21	21.37±4.12
MWCNT 5 mg/ml	20.78±4.12	15.06±3.41	10.03±4.52	18.86±3.15
CNR 1 mg/ml	28.35±3.12	19.56±4.12	15.76±6.12	27.53±6.12
CNR 5 mg/ml	24.26±4.56	15.81±1.08	12.77±3.12	21.69±3.41
Quartz1 mg/ml	25.68±3.13	21.31±3.12	17.63±4.12	23.51±3.14
Quartz5mg/ml	22.75±4.15	16.72±2.31	12.36±3.12	20.28±2.12

Níveis de SOD

Os resultados dos níveis de SOD nos grupos de controlo e expostos a partículas foram apresentados na Tabela 13. Foi observada uma diminuição dependente da dose dos níveis de SOD no sangue dos ratos expostos a MWCNT e quartzo no período de 24 horas, tendo aumentado gradualmente nos outros períodos de exposição. A diminuição significativa dos níveis de SOD foi encontrada com doses de 1 e 5mg/kg em ambos os ratos expostos a partículas.

Tabela 13. Níveis séricos de SOD (UI/mL) em ratos (Média±SD)

Group	Post instillation period			
	1 Day	1 Week	1 Month	3 Months
PBS+1%Tween 80	35.00±8.46	34.69±7.54	37.85±8.65	38.52±8.67
C Iorn 1mg/ml	35.14±.78	34.13±6.43	36.98±7.51	38.35±8.91
C Iorn 5mg/ml	34.84±5.12	34.01±6.13	36.17±7.98	37.93±8.37
CNF 1mg/ml	19.16±4.49	16.82±4.48	18.65±6.97	21.93±5.64
CNF 5 mg/ml	16.37±3.97	13.71±3.87	16.81±5.12	18.38±4.16
MWCNT 1 mg/ml	21.19±5.46	18.46±4.56	20.51±5.78	20.56±5.68
MWCNT 5 mg/ml	18.26±3.85	14.73±3.87	16.65±4.55	19.29±4.29
CNR 1 mg/ml	24.32±5.72	21.35±5.44	23.18±3.73	29.26±5.37
CNR 5 mg/ml	21.36±4.98	16.55±3.71	19.61±4.68	24.82±4.30
Quartz1 mg/ml	23.36±5.36	20.82±4.12	23.41±5.51	28.15±5.28
Quartz5mg/ml	20.51±4.56	16.97±4.89	18.85±3.68	23.05±4.17

Estado antioxidante total

O estado antioxidante total foi estimado em todos os grupos de ratos expostos a nanopartículas utilizando DPPH como radical livre e foi apresentado na Tabela 14. Os resultados demonstraram que a exposição tanto às nanopartículas de carbono como ao quartzo produziu uma redução acentuada da capacidade de eliminação do DPPH. À semelhança do quartzo, a exposição de ambos os MWCNT (5 mg/kg) a ratos produziu uma diminuição transitória do TAS sérico após 24 horas de instilação, mas estes valores foram mais elevados na primeira semana do período de pós-exposição e diminuíram gradualmente nos períodos de um e três meses.

Tabela 14. Estado antioxidante total (nM de ácido ascórbico) em ratos (Média±SD)

Group	Post instillation period			
	1 Day	1 Week	1 Month	3 Months
PBS+1%Tween 80	11.56±1.24	12.91±1.50	13.68±1.02	13.96±1.25
C Iorn 1mg/ml	11.32±2.13	12.41±1.02	13.23±2.01	13.67±1.34
C Iorn 5mg/ml	10.98±3.12	11.87±1.23	12.92±3.12	12.79±2.31
CNF 1 mg/ml	8.12±2.14	7.87±1.63	8.03±1.02	9.79±3.12
CNF 5 mg/ml	7.35±1.02	6.85±1.52	6.91±.45	8.55±3.85
MWCNT 1 mg/ml	8.43±1.35	8.29±2.13	8.32±2.14	10.57±2.64
MWCNT 5 mg/ml	7.96±3.12	7.05±2.14	6.83±3.12	9.05±1.74
CNR 1 mg/ml	10.12±2.10	9.23±2.63	8.59±2.89	10.73±1.45
CNR 5 mg/ml	9.22±4.12	7.98±1.85	7.05±1.25	9.25±.32
Quartz1 mg/ml	9.86±3.12	10.49±1.98	10.93±2.12	11.32±2.31
Quartz5mg/ml	7.96±1.06	8.82±1.46	9.02±2.14	9.79±1.45

Esta redução da capacidade antioxidante total em ratos expostos a nanotubos foi apoiada pela diminuição da atividade das enzimas glutatião, catalase e SOD e indica a redução dos mecanismos de deferência antioxidante devido à instilação de nanopartículas de carbono ou partículas de quartzo.

DISCUSSÃO

Os nanotubos de carbono possuem propriedades eléctricas, mecânicas, magnéticas e térmicas altamente desejáveis. medida que a produção e as aplicações dos nanotubos se expandem, a exposição humana potencial também aumenta. Os procedimentos para o manuseamento de CNT podem resultar na libertação de aerossóis destes materiais para o ambiente (Maynard *et al.*, 2004). A dimensão das nanopartículas torna-as altamente móveis, tanto nos seres humanos como no ambiente. Por conseguinte, podem entrar no corpo através de várias vias. A principal via de exposição das nanopartículas provenientes do ambiente é a inalação para os pulmões. Os potenciais perigos relacionados com a inalação destes nanotubos de carbono são desconhecidos. Assim, o presente estudo foi realizado para investigar os efeitos tóxicos pulmonares agudos destas nanopartículas de carbono após instilação i.t. em ratos e também para comparar estes efeitos tóxicos com os das partículas de quartzo.

O presente estudo investigou a toxicidade pulmonar aguda dependente da dose de diferentes nanopartículas de carbono instiladas por via intratraqueal em ratos, utilizando o fluido BAL, e também investigou os mecanismos gerais envolvidos em diferentes tipos de nanopartículas de carbono induzidas por toxicidade em ratos através da estimativa de vários antioxidantes circulantes e marcadores de stress oxidativo no soro de ratos. Até à data, são muito poucos os estudos que investigam direta ou indiretamente os efeitos tóxicos dos nanomateriais e não existem atualmente orientações claras para quantificar esses efeitos. A exposição de todas as partículas mencionadas a diferentes doses não produz qualquer mortalidade nos ratos expostos. A análise do fluido BAL para os níveis de biomarcadores de danos nos tecidos (enzimas LDH & ALP) revelou que estes níveis de atividade enzimática em ratos expostos a nanopartículas de carbono (1&5 mg/kg b.w.) são significativamente mais elevados do que o controlo simulado em todos os períodos de pós-exposição mencionados. Também foi observada a elevação dependente da dose dos níveis de proteína total do BAL em grupos de ratos expostos a 1&5 mg/kg destas nanopartículas de carbono. Os níveis dos produtos de peroxidação lipídica aumentaram significativamente nos ratos tratados com nanopartículas, de forma dependente da dose. A histopatologia dos pulmões mostra células inflamatórias vasculares e lúmen com materiais mucinosos com acinos ocasionais. Nalgumas áreas, os ácinos apresentam células epiteliais acinares multicamadas com perda de polaridade basal e rácio N:C (Nuclear: Citoplasma) alterado. O aumento do rácio N:C é sinal de rutura das paredes alveolares. Algumas áreas de secções múltiplas de bronquíolos mostram estratificação de células epiteliais, alterações atípicas. Algumas zonas mostram rutura das paredes bronquiolares com infiltrados inflamatórios, o que é elevado com CNF em comparação com outras nanopartículas de carbono.

Todos estes resultados sugerem a toxicidade pulmonar dependente da dose de instilação intratraqueal destas nanopartículas de carbono em ratos, o que foi apoiado pelo exame histopatológico dos pulmões de ratos expostos a partículas. Estes resultados sugerem que a instilação intratraqueal destas nanopartículas de carbono induz uma maior resposta inflamatória pulmonar.

Para validar a conceção do presente estudo, o ferro carbonílico e as partículas de quartzo foram utilizados como controlo negativo e positivo, respetivamente. A exposição de ferro carbonílico a diferentes doses (1&5mg/kg) em pulmões de ratos resultou numa alteração insignificante dos níveis de LDH no fluido do LBA em diferentes intervalos de pós-exposição e também na histologia dos pulmões. Ao passo que a exposição ao quartzo produziu uma inflamação pulmonar dependente da dose, caracterizada por marcadores elevados de danos nos tecidos do líquido do LBA e também pelo exame histopatológico dos pulmões dos ratos.

Em apoio aos resultados do nosso estudo, (Liu *et al.,* 2007) comunicaram a toxicidade pulmonar dependente da dose e do tempo dos MWCNT em ratos, utilizando o método de instilação intratraqueal. Neste estudo, a exposição pulmonar a MWCNT em ratos produziu uma série de lesões múltiplas de uma forma dependente da dose e do tempo, o que evidencia uma reação de corpo estranho. Han e Andrews (2008) também relataram os efeitos pulmonares agudos dos MWCNT em ratos após aspiração faríngea e também examinaram as interacções toxicológicas entre as nanopartículas e o ozono. A aspiração de nanotubos de carbono em ratinhos resulta numa resposta celular pronunciada e no aumento de vários marcadores de citotoxicidade/inflamatórios (LDH, ALP, proteína, IL-1 beta e TNF α do fluido BAL) nos pulmões de ratinhos expostos a CNT.

Muller *et al.*, (2005) investigaram a toxicidade pulmonar de MWCNT purificados, intactos ou moídos, em ratos, utilizando o método de instilação intratraqueal. Neste estudo, os nanotubos foram suspensos em solução salina + tween 80 e instilados nos pulmões de ratos numa dose de 0,5, 2 e 5 mg/rato. A partir do exame patológico dos pulmões de ratos expostos a CNT, os autores encontraram aglomerados de MWCNT intactos nas vias respiratórias e a presença de granulomas ricos em colagénio e alveolite circundante. Observaram também a melhor distribuição dos MWCNT moídos no parênquima pulmonar, o que também induziu inflamação e respostas fibróticas (granulomas).

Os nanotubos de carbono de paredes múltiplas foram administrados por via intratraqueal (1 e 5 mg) a ratos Sprague-Dawley e estimámos a persistência pulmonar, a inflamação e a fibrose bioquímica e histologicamente. Os MWCNT ainda estavam presentes no pulmão após 60 dias (80% e 40% da dose mais baixa) e ambos induziram reacções inflamatórias e fibróticas. Aos 2 meses, as lesões pulmonares induzidas pelos MWCNT caracterizavam-se pela formação de granulomas ricos em colagénio que se projetavam no lúmen dos brônquios, em associação com alveolite nos tecidos circundantes. Estas lesões foram causadas pela acumulação de grandes aglomerados de MWCNT nas vias respiratórias. Os MWCNT estimularam a produção de TNF-a nos pulmões dos animais tratados. Estes resultados sugerem que os nanotubos de carbono são potencialmente tóxicos para os seres humanos e que devem ser adoptadas medidas rigorosas de higiene industrial para limitar a exposição durante a sua manipulação (Julie *et al.*, 2005).

Lam *et al.*, (2004) demonstraram que uma única instilação intratraqueal em ratinhos com três tipos diferentes de SWCNT resultou em "granulomas epitelióides" dependentes da dose e em alguns indícios de inflamação intersticial. Não foi fornecida qualquer distribuição de tamanhos para os CNT. O quartzo e o carbono NP em doses de massa iguais foram utilizados como controlos e os autores concluíram que, numa base de massa igual, os SWCNT nos pulmões eram muito mais tóxicos do que o negro de fumo e mesmo o quartzo. A toxicidade relativa em comparação com o quartzo era evidente nas imagens histológicas em que os nanotubos causavam granulomas extensos e lesões fibrosas, ao passo que os controlos não o faziam.

Sharma *et al., (2007) determinaram* a toxicidade exibida pelos SWCNT em células epiteliais do pulmão de ratos como um sistema modelo. As células epiteliais do pulmão (células LE) foram cultivadas com ou sem SWCNT e as espécies reactivas de oxigénio (ROS) produzidas foram medidas através da alteração da fluorescência utilizando dicloro fluoresceína (DCF). Os resultados revelam um aumento das ERO aquando da exposição aos SWCNT de uma forma dependente da dose e do tempo.

O presente estudo é uma estimativa abrangente de vários antioxidantes circulantes e marcadores de stress oxidativo em ratos após instilação intratraqueal de nanopartículas de carbono em diferentes períodos de pós-exposição. Os nossos resultados mostraram um menor potencial antioxidante e um aumento dos produtos de peroxidação lipídica nos ratos após 24 horas, 1 semana, 1 mês e 3 meses de instilação de diferentes tipos de nanopartículas de carbono.

As enzimas de defesa antioxidantes, ou seja, a catalase, a glutationa e a SOD, podem prevenir os danos oxidativos provocados pelos ERO. A catalase é uma das principais enzimas antioxidantes envolvidas na desintoxicação do peróxido de hidrogénio, que é produzido como resultado da dismutação do superóxido catalisada pela SOD. Os dados aqui apresentados revelam que a inibição da atividade da catalase aumenta o stress oxidativo induzido pelas nanopartículas.

Os resultados do presente estudo também sugerem que uma menor capacidade anti-oxidante e um maior stress oxidativo podem causar toxicidade pulmonar (e extra-pulmonar) em ratos após a exposição a nanopartículas de carbono.

Globalmente, os resultados deste estudo demonstraram que o stress oxidativo induzido pelas nanopartículas de carbono é o principal mecanismo envolvido na toxicidade causada por estas nanopartículas de carbono em ratos.

A integridade celular é afetada pelo stress oxidativo quando a produção de oxidantes activos ultrapassa os mecanismos de defesa antioxidantes. Existe um equilíbrio entre a produção de radicais livres e a eliminação de radicais livres; reparação dos danos causados pelos radicais livres. A exposição de nanopartículas de carbono a diferentes concentrações em ratos pode perturbar este equilíbrio, esgotando ou inibindo os sistemas antioxidantes e/ou aumentando a formação de ROS através da disfunção das mitocôndrias. Outro índice de stress oxidativo é a peroxidação lipídica, um importante biomarcador orgânico de stress oxidativo induzido por radicais livres reactivos (Duthie e Dobson, 1993). Os níveis elevados de MDA e a depleção da atividade do glutatião, da catalase, da SOD e da TAS estão fortemente correlacionados com a geração de ROS e a peroxidação lipídica, indicando a indução de um stress oxidativo acentuado nos ratos após a instilação de nanopartículas de carbono.

Os resultados do presente estudo foram apoiados pelos estudos realizados por (Oberdorster *et al.*, 2004) para elucidar um mecanismo geral envolvido na toxicidade causada por nanopartículas (Fullerences C60) com referência ao stress oxidativo. O estudo indicou que os nanomateriais induziam o stress oxidativo num modelo de peixe, como demonstrado por uma elevação significativa da peroxidação lipídica e uma depleção marginal de GSH. É possível que a perda de GSH possa comprometer as defesas antioxidantes celulares e levar à acumulação de espécies reactivas de oxigénio (ROS) que são geradas como subprodutos da função celular normal.

Shvedova *et al.*, (2008) também relataram que a inflamação pulmonar, a fibrose e o stress oxidativo foram induzidos pela inalação ou aspiração de nanotubos de carbono de parede simples em ratinhos C57BL/6. Estudos *in vivo* e *in vitro mostraram* que as nanopartículas de carbono de várias composições (fulerenos, nanotubos de carbono, pontos quânticos e gases de escape de automóveis) criam espécies reactivas de oxigénio (Oberdorster *et al.*, 2005). Foi demonstrado que as espécies reactivas de oxigénio danificam as células através da peroxidação de lípidos, da alteração de proteínas, da perturbação do ADN, da interferência nas funções de sinalização e da modulação da transcrição de genes (Brown *et al.*, 2004).

Em resumo, demonstrámos que os efeitos de diferentes nanopartículas de carbono após exposição a ratos por instilação intratraqueal produziram granulomas multifocais dependentes da dose e citotoxicidade ou necrose dos alvéolos. Estes efeitos são semelhantes aos das partículas de quartzo. As nanopartículas de carbono produziram uma toxicidade significativamente maior do que as partículas de quartzo. Isto é muito perigoso para as exposições crónicas dos trabalhadores que produzem e utilizam nanopartículas em fábricas. Alargámos estes resultados mostrando uma redução significativa dos níveis de anti-oxidantes enzimáticos (SOD, catalase) e não enzimáticos (glutatião, TAS). A nossa descoberta de uma correlação significativa entre concentrações elevadas de MDA e concentrações baixas de alguns anti-oxidantes sugere uma maior utilização por ROS como um fator importante que contribui para as concentrações mais baixas de anti-oxidantes em ratos expostos a nanopartículas.

Capítulo 7

CONCLUSÕES

- A exposição de três tipos de nanotubos de carbono a cinco células diferentes produziu uma citotoxicidade dependente da concentração.
- A exposição das três nanopartículas de carbono a células renais embrionárias humanas produziu uma citotoxicidade dependente da concentração.
- A exposição de três nanopartículas de carbono a células HEK resultou em danos nas membranas celulares (aumento da fuga de LDH), aumento da produção de IL-8, aumento da peroxidação lipídica e diminuição dos níveis intracelulares de glutatião, indicando que o stress oxidativo contribui para a citotoxicidade induzida pelas três nanopartículas de carbono nas células HEK.
- A ordem de citotoxicidade dos nanotubos de carbono testados foi CNF>MWCNT>CNR.
- Os resultados demonstraram que os efeitos dos nanotubos de carbono após exposição a ratos por instilação intratraqueal produziram granulomas multifocais dependentes da dose e citotoxicidade ou necrose dos alvéolos.
- A CNF produziu uma toxicidade significativamente maior em comparação com as partículas de quartzo e outros nanotubos de carbono.
- Os resultados mostraram uma redução significativa dos níveis de anti-oxidantes enzimáticos (SOD, catalase) e não enzimáticos (glutatião, TAS).
- Os resultados demonstraram uma correlação significativa entre as concentrações elevadas de MDA e as concentrações baixas de alguns anti-oxidantes, sugerindo que o aumento da utilização de ROS é um fator importante que contribui para as concentrações mais baixas de anti-oxidantes em ratos expostos a nanopartículas.
- São necessárias mais investigações para elucidar os possíveis mecanismos

envolvidos na genotoxicidade induzida pelas nanopartículas de carbono.

REFERÊNCIAS

- Akerboom TP e Sies K. 1981. Ensaio de glutatião, dissulfureto de glutatião e dissulfuretos mistos de glutatião em amostras biológicas. *Meth in Enzy*, 77: 373-382.
- Allen BL, Kichambare PD, Gou P. 2008. Biodegradação de nanotubos de carbono de parede simples através de catálise enzimática. *Nano Lett*, 8: 3899-3903.
- Anreddy RNR, Narasimha RY, Krishna DR. 2010. Citotoxicidade *in vitro* de nanotubos de carbono de paredes múltiplas em linhas celulares humanas. *Toxicol Environ Chem*, 92: 1697-1703.
- Balduzzi M, Diociaiuti M, Berardis B. 2004. Efeitos *in vitro* nos macrófagos induzidos por doses não citotóxicas de partículas de sílica possivelmente relevantes para a exposição ambiental. Environ *Res*, 96: 62-71.
- Beulter DV, Durm O, Kelly. 1969. Método melhorado para a determinação do glutatião no sangue. *J Lab Chem Med,* 61: 882-888.
- Blios. 1958. Determinação de antioxidantes através da utilização de radicais livres estáveis. *Nature,* 26: 1199-1200.
- Bottini M, Bruckner S, Nika K, Bottini N, Bellucci S, Magrini A. 2006. Os nanotubos de carbono de paredes múltiplas induzem a apoptose dos linfócitos T. *Toxicol Lett*, 160: 121-126.
- Brown DM, Donaldson K, Borm PJ. 2004. Ativação mediada por cálcio e ROS de factores de transcrição e expressão do gene da citocina TNF- em macrófagos expostos a partículas ultrafinas Iam. *J Physiol Lung Cell Mol Physiol,* 286: L344-L353
- Buseck PR e Posfai M. 1999. Minerais transportados pelo ar e partículas de aerossol relacionadas: Effects on climate and the environment. *Proc Nat Acad Sci*, 96: 3372-3379.
- Buzea C e Pacheco L. 2007. Nanomateriais e nanopartículas: fontes e toxicidade. *Biointerphases*, 2: MR17-MR71.
- Cui D, Tian F, Ozkan CS, Wang M, Gao L. 2005. Efeito dos nanotubos de

carbono de parede simples nas células humanas HEK293. *Toxicol Letts*, 155: 73-85.

- Deng XY, Jia G, Wang HF. 2007. Translocação e destino de nanotubos de carbono de paredes múltiplas in vivo. *Carbono*, 45: 1419-1424.
- Denizot F e Lang R. 1986. Ensaio colorimétrico rápido para o crescimento e sobrevivência celular. Modificações do procedimento do corante de tetrazólio para melhorar a sensibilidade e a fiabilidade. *J Immunolog Meth,* 89: 271-277.
- Donaldson K, Aitken R, Tran L, Stone V, Duffin R, Forrest G. 2006. Nanotubos de carbono: uma revisão das suas propriedades em relação à toxicologia pulmonar e à segurança no local de trabalho. *Toxicol Sci*, 92: 5-22.
- Donaldson K, Stone V, Tran C. 2004. Nanotoxicologia. *Occup Environ Med,* 61: 727-728.
- Donoghue. 2004. Occupational health hazards in mining: an overview. *Medicina do Trabalho,* 54: 283-289.
- Driscoll KE, Costa DL, Hatch G. Henderson L. 2000. Instilação intratrequeal como técnica de exposição para a avaliação da toxicidade do trato respiratório: usos e limitações. *Toxicol Sci,* 55: 24-35.
- Duthie e Dobson VL. 1993. Deteção enzimática direta de danos endógenos de bases oxidativas no ADN de linfócitos humanos. *Carcinogénese*, 14: 1733-1735
- Evelyn A e Mannick S. 2003. Nanofibras e cadeias à base de carbono invulgares entre partículas emitidas por dieselementos. *Nano Lett*, 3: 63-64
- Feazell RP, Nakayama N, Dai H. 2007. Nanotubos de carbono de parede simples solúveis como sistemas de entrega de longo prazo para a conceção de medicamentos anticancerígenos de platina (IV). *J Am Chem Socy*, 129: 8438-8439.
- Fen W, Feng G, Minbo L, Huihui Y. 2009. *Toxicol in Vitro,* 23: 808-815.
- Foldvari M. 2008. Nanotubos de carbono como excipientes funcionais para nanomedicamentos: II. Libertação de fármacos e biocompatibilidade

questões. *Nanomedicina,* 4: 183-200.

- Fuhrer M, Nygard J, Shih L. 2000. Junções de nanotubos cruzados. *Science,* 288: 494-501.
- Geiser M, Rothen-Rutishauser B, kapp N, Schurch S, Kreyling W, Schultz H, Semmler M. 2005. As partículas ultrafinas atravessam as membranas celulares por mecanismos não fagocíticos nos pulmões e nas células em cultura. Environ *Health Perspect,* 113: 1555-1560.
- Hafner JH, Cheung CL, Woolley AT. 2001. Imagiologia estrutural e funcional com sondas AFM de nanotubos de carbono. *Prog Biophys Mol Biol,* 77: 73110.
- Hampel S, Kunze D, Haase D. 2008. Nanotubos de carbono preenchidos com um agente quimioterapêutico: Um nanocarreador medeia a inibição do crescimento de células tumorais. *Nanomedicina,* 3: 175-182.
- Han SG e Andrews R. 2008. Efeitos pulmonares agudos da exposição combinada a nanotubos de carbono e ozono em ratos. *Inhal Toxicol,* 20: 391-398.
- Helmut. 1997. Stress oxidativo: Oxidants and antioxidants. *Exp physiol,* 82: 291-295.
- Hou PX, Xu ST, Ying Z. 2003. Comportamento de adsorção/dessorção de hidrogénio de nanotubos de carbono de paredes múltiplas com diferentes diâmetros. *Carbon,* 41: 24712476.
- Hussain SM, Hess KL, Gearhart JM, Geiss KT, Schlager GS. 2005. Toxicidade in vitro de nanopartículas em células hepáticas de rato BRL 3A. *Toxicol in Vitro,* 19: 975983.
- Igor P, Isabelle P, Brigitte J. 2011. Citotoxicidade e stress oxidativo induzidos por diferentes nanopartículas metálicas em células renais humanas. *Part Fibre Toxicol,* 8: 10-15.
- Jain AK, Mehra AK, Lodhi N. 2007. Carbon nanotubes and their toxicity (Nanotubos de carbono e sua toxicidade). *Nanotoxicologia,* 1: 167-197.
- Jorio A, Saito R, Hafner JH. 2001. Determinação estrutural (n, m) de nanotubos de carbono de parede simples isolados por dispersão Raman ressonante. *Phys Rev*

Lett, 86: 1118-112.

- Julie M, Franc H, Nicolas M. 2005. Toxicidade respiratória dos nanotubos de carbono de paredes múltiplas. *Toxicol App Pharmacol*, 207: 221- 231.
- Kagan VE, Konduru NE, Feng W. 2010. Os nanotubos de carbono degradados pela mieloperoxidase de neutrófilos induzem menos inflamação pulmonar. Nat *Nanotechnol,* 5: 354-359.
- Kateb B, Handel M, Zhang. 2007. Internalização de MWCNTs por microglia: Possível aplicação em imunoterapia de tumores cerebrais. *Neuroimage*, 37: 917.
- Kisin ER, Murray AR, Sargent L. 2011. Genotoxicidade das nanofibras de carbono: são potencialmente mais ou menos perigosas do que os nanotubos de carbono ou o amianto. *Toxicol Appl Pharmacol,* 252: 1-10.
- Kostarelos K, Lacerda L, Partidos L. 2005. Entrega de peptídeos e genes às células mediada por nanotubos de carbono: Traduzindo a nanobiotecnologia para a terapêutica. *STP Phar Sci*, 15: 41-47.
- Lam C, James JT, Latch JN. 2002. Toxicidade pulmonar de poeiras lunares e marcianas simuladas em ratos. II. Biomarcadores de respostas agudas após instilação intratraqueal. *Inhal Toxicol* 14:917-928.
- Lam CW, James JT, McCluskey R. 2004. Toxicidade pulmonar de nanotubos de carbono de parede simples em ratos 7 e 90 dias após instilação intratraqueal. *Toxicol Sci,* 77: 126-134.
- Leong BK, Coombs JK, Sabaitis KT. 1998. Análise morfométrica quantitativa da deposição pulmonar de partículas de aerossol inaladas através de nebulização intratraqueal, instilação intratraqueal ou inalação apenas pelo nariz em ratos. *JApp Toxicol,* 18: 149-160.
- Lin WS, Huang YW, Zhou ZW. 2006. Toxicidade in vitro de nanopartículas de sílica em células de cancro do pulmão humano. *Toxicol App Pharmacol,* 217: 252-259.
- Lin Y, Taylor S, Li H. 2004. Avanços para bioaplicações de nanotubos de carbono. *J Mat Chem*, 14: 527-541.

- Liu HK, Wang GX, Guo Z. 2006. Nanomateriais para baterias recarregáveis de iões de lítio. *J Nanosci Nanotechnol,* 6: 1-15.
- Liu Z, Cai W, He L. 2007. Biodistribuição in vivo e direcionamento altamente eficiente de nanotubos de carbono para tumores em ratos. *Nature Nanotechnol,* 2: 47-52.
- Lowry OH e Rosenbough NJ. 1951. Medição de proteínas com reagente de folina-fenol. *J Bio Chem,* 193: 165-168.
- Magrez A, Kasas S, Salicio V. 2006. Toxicidade celular dos nanomateriais à base de carbono. *Nano Lett,* 6: 1121-1125.
- Maynard D, Baron PA, Foley M. 2004. Exposure to carbon nanotube material: aerosol release during the handling of unrefined single-walled carbon nanotube material. *J Toxicol Environ Health*, 67: 87-107.
- McCord JM. 1988. Superóxido dismutase: os primeiros vinte anos. *Free Rad Biol Med,* 5: 363-369.
- Monteiller C, Macnee W, Faur S. 2007. O efeito pró-inflamatório de partículas de baixa toxicidade e baixa solubilidade em células epiteliais in vitro, o papel da área de superfície. *Occup Environ Med,* 64: 609-15.
- Muller J, Huaux F, Moreau N. 2005. Toxicidade respiratória dos nanotubos de carbono de paredes múltiplas. *Toxicol Appl Pharmacol*, 207: 221-231.
- Murphy FA, Poland CA, Duffin R. 2011. A retenção dependente do comprimento de nanotubos de carbono no espaço pleural de ratinhos inicia uma inflamação sustentada e fibrose progressiva na pleura parietal. *Am J Pathol,* 178: 2587-2600.
- Murray AR, Kisin ER, Tkach AV. 2012. Factoring in agglomeration of carbon nanotubes and nanofibers for better prediction of their toxicity versus asbestos. *Parte Fibre Toxicol*, 9: 1-10.
- Oberdorster G, Maynard A, Donaldson K. 2005. Princípios para a caraterização dos potenciais efeitos na saúde humana decorrentes da exposição a

nanomateriais: elementos de uma estratégia de rastreio. *Part Fibre Toxicol,* 2: 8-14.

- Oberdorster G, Sharp Z, Atudorei V. 2004. Translocação de partículas ultrafinas inaladas para o cérebro. *Inhal Toxicol*, 16: 437-445.
- Ohkawa H, Ohkawa N, Ohishi N. 1979. Ensaio de peróxidos lipídicos em tecidos animais por reação de ácido tiobarbitúrico. *Anal Biochem,* 95: 351-358.
- Park E, Choi J, Park P. 2008. Stress oxidativo induzido por nanopartículas de óxido de cério em células BEAS-2B em cultura. *Toxicologia*, 245: 90-100.
- Pastorin G, Wu W, Wieckowski S, Briand JP. 2006. Dupla funcionalização de nanotubos de carbono para entrega multimodal de medicamentos. *Chem Commun*, 11: 1182-1184.
- Patra HK, Bannered S, Chaudhuri U. 2007. Resposta selectiva das células às nanopartículas de ouro. *Nanomedicina,* 3: 111-119.
- Peters A, Veronesi B, Calderon-Garciduenas L. 2006. Translocação e potenciais efeitos neurológicos de partículas finas e ultrafinas. *Part Fibre Toxicol,* 3: 13-18.
- Pompella A, Visvikis A, Paolicchi A. 2003. The changing faces of glutathione, a cellular protagonist. *Biochem Pharmacol,* 66: 1499-503.
- Rice-evans C e Burdon L. 1993. Interacções radicais livres-lípidos e suas consequências patológicas. *Prog Lipid Res,* 32: 71-110.
- Robert RM, James FS, Ann FH. 2013. Distribuição e resposta fibrótica após exposição por inalação a nanotubos de carbono de paredes múltiplas. *Parte Fibre Toxicol,* 10: 1-14.
- Roberta B. 2008. O impacto toxicológico das nanopartículas. *Nanotoday,* 3: 48-55.
- Sayes CM, Gobin AM, Ausman KD. 2005. A citotoxicidade do Nano C60 é devida à peroxidação lipídica. *Biomaterials,* 26: 7587-7595.
- Schwab AJ e Pang KS. 2000. O método de diluição de indicadores múltiplos e a

sua utilidade na avaliação de riscos. Environ *Health Perspect,* 108: 861-872.

- Segui J, Gironella M, Sans M. 2004. A superóxido dismutase melhora a colite induzida por TNBS, reduzindo o stress oxidativo, a expressão de moléculas de adesão e o recrutamento de leucócitos para o intestino inflamado. *J Leukoc Biol,* 76: 537-44.
- Sharma CS, Sarkar S, Periyakaruppan A. 2007. Single-walled carbon nanotubes induces oxidative stress in rat lung epithelial cells. *J Nanosci Nanotechnol,* 7: 2466-72.
- Shvedova AA, Kisin ER, Mercer R, Murray AR, Johnson VJ, Potapovich AI. 2005. Unusual inflammatory and fibrogenic pulmonary responses to single-walled carbon nanotubes in mice. *Am J Physiol Lung Cell Mol Physiol,* 289: L698- L708.
- Shvedova AA, Kisin ER, Porter D. 2009. Mechanisms of pulmonary toxicity and medical applications of carbon nanotubes: two faces of Janus (Mecanismos de toxicidade pulmonar e aplicações médicas dos nanotubos de carbono: duas faces de Janus). *J Pharmacol,* 121: 192-204.
- Shvedova A, Kisin E, Murray R, Maynard A, Johnson AR, Gorelik VJ, Arepalli O, Hubbs S, Mercer AF, Keohavong RR, Sussman P, Jin N, Yin J, Stone J, Chen S, Deye BT, Maynard A. 2008. Aspiração de nanotubos de carbono de parede simples em ratinhos C57BL/6: inflamação, fibrose, stress oxidativo e mutagénese American Journal of Physiology. *Lung Cellul Mol Phys,* 4: L552-L565.
- Shvedova A, Kapralov B, Feng V. 2012. Depuração prejudicada e resposta inflamatória / fibrótica pulmonar aumentada a nanotubos de carbono em camundongos com deficiência de mieloperoxidase. *J Pharmacology,* 3: 231-238.
- Singh R, Pantarotto D, Prato M. 2006. Biodistribuição tecidular e taxas de depuração sanguínea de radiotraçadores de nanotubos de carbono administrados por via intravenosa. *Proc Natl Acad Sci,* 103: 3357-3362.
- Soto KF, Carrasco A, Powell TG. 2005. Avaliação comparativa da

citotoxicidade *in vitro* de alguns materiais nanoparticulados fabricados caracterizados por microscopia eletrónica de transmissão. *J Nanopart Res,* 7: 145 -169.

- Takagi A, Hirose A, Nishimura T. 2008. Indução de mesotelioma em ratinho p53 por aplicação intraperitoneal de nanotubos de carbono de paredes múltiplas. *J ToxicolSci,* 33: 105-116.
- Taylor A. 2002. Dust in the wind. Environ *Health Perspect,* 110: A80-A87.
- Thompson S e Parthasarathy L. 2006. Lei de Moore: o futuro da microeletrónica de Si. *Mat Today,* 2: 20-25.
- Van Berl M, Clift J, Albrecht C. 2012. Nanotubos de carbono: uma visão sobre os mecanismos da sua potencial genotoxicidade. *Swiss Medical Weekly,* 142:13698-13707.
- Varley H, Gowenlock AH, Bell M. Determinação da atividade da lactato desidrogenase sérica. In: Clinical biochemistry. 5th Ed. Londres, Williams Hieinemann Medical Books Ltd, 1980: pp.715-720.
- Warheit B, Carakostas C, Hartsky A. 1991. Desenvolvimento de um bioensaio de inalação a curto prazo para avaliar a toxicidade pulmonar de partículas inaladas: Comparações das respostas pulmonares ao ferro carbonílico e à sílica. *Toxicol App Pharmacol,* 107: 350-368.
- Warheit B, Laurence R, Reed L. 2004. Avaliação comparativa da toxicidade pulmonar dos nanotubos de carbono de parede simples em ratos. *Toxicol Sci,* 77: 117125.
- Westerdahl D, Fruin S, Sax T. 2005. Medições em plataforma móvel de partículas ultrafinas e concentrações de poluentes associadas em auto-estradas e ruas residenciais em Los Angeles. *Atmos Environ,* 39: 3597-3610.
- Wroblewski F e Gregoryl L. 1961. Lactic dehydrogenase isozymes and their distribution in normal tissues and plasma and in disease states. *Ann NY Acad Sci*, 94: 912-932.
- Wu W, Wieckowski M, Pastorin S. 2005. Entrega direcionada de anfotericina B

às células usando nanotubos de carbono funcionalizados. *Ange Chem Int Edi*, 44: 6358-6362.

- Xia T, Liong M, Zink J. 2008. A toxicidade da nanoesfera de poliestireno catiónico depende das vias de lesão endocítica e mitocondrial específicas das células. *ACS Nano,* 1: 85-96.
- Xia T, Kovochich M, Brant J. 2006. Comparação das capacidades das nanopartículas ambientais e fabricadas para induzir toxicidade celular de acordo com um paradigma de stress oxidativo. *Nano Lett,* 6: 1794-1807.
- Yang T, Guo W, Lin Y. 2007. Biodistribuição de nanotubos de carbono de parede simples in vivo. *J Phys Chem*, 111: 17761-17764.
- Yang T, Wang X, Jia G. 2008. Acumulação a longo prazo e baixa toxicidade de nanotubos de carbono de parede simples em ratos expostos por via intravenosa. *Toxicol Lett*, 181: 182-189.
- Yoshiro, Saito, Keiko. 2005. Etsuo Niki Efeito citotóxico do formaldeído com radicais livres através do aumento de espécies celulares de oxigénio reativo. *Toxicologia,* 210:235-245.
- Zhang W e Zeng L. 2007. Interacções biológicas de nanotubos de carbono de parede simples funcionalizados em queratinócitos epidérmicos humanos. *Int J Toxicol*, 26:103-107.
- Zhao X. 2012. Progressos recentes e perspectivas sobre a toxicidade dos nanotubos de carbono a nível de organismos, órgãos, células e biomacromoléculas. *Environ Int*, 40:244-255.

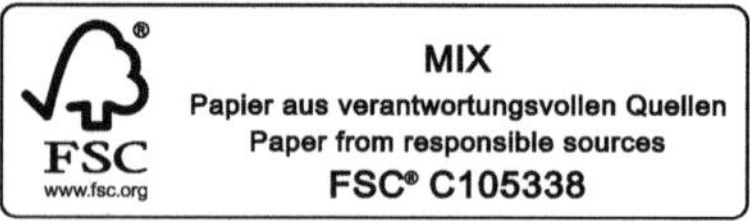

Printed by Books on Demand GmbH, Norderstedt / Germany